Inhalt

Vorwort

Wenn von einem idealen oder gar universellen Mittel gesprochen wird, bin ich besonders kritisch. Alpha-Liponsäure kenne ich seit vielen Jahren als wirksames Arzneimittel gegen diabetische Polyneuropathien (durch Zuckerkrankheit verursachte Nervenschäden). Als ich erfuhr, dass sie ein weitaus größeres Potenzial haben soll, war ich zunächst ebenfalls skeptisch. Diese Skepsis wich aber wissenschaftlicher Neugier und ich beschäftigte mich näher mit dieser Substanz. Schon bald war ich so fasziniert von der Alpha-Liponsäure, dass ich sie selbst ausprobierte. Falsch machen konnte ich nichts, denn Nebenwirkungen musste ich bei diesem körpereigenen Naturstoff selbst bei hoher Dosierung nicht befürchten.

> Mit unerwünschten Nebenwirkungen ist bei dieser körpereigenen Natursubstanz nicht zu rechnen.

Nach einigen Wochen ließen die oft als „Wehwehchen" abgetanen ersten Altersbeschwerden (zum Beispiel Gelenkschmerzen) nach und ich bleibe inzwischen selbst nach einem anstrengenden Arbeitstag länger fit und aufnahmefähig. Außerdem ist mein früher unbändiger Appetit heute weniger stark ausgeprägt. Dass ich die erste Grippewelle ebenfalls unversehrt überstanden habe, bedarf kaum der ausdrücklichen Betonung.

Bei der Beschäftigung mit Alpha-Liponsäure fällt auf, dass es wohl nur wenige andere natürliche Substanzen gibt, die weltweit von Forschern unterschiedlichster Richtungen ähnlich intensiv untersucht werden. Fast täglich werden neue Arbeiten veröffentlicht, aber an erster Stelle steht ihre Wirkung gegen freie Radikale und Umweltgifte. Diese Faktoren spielen vor allem eine bedeutende Rolle bei der Entstehung von Alters- und Zivilisationskrankheiten, also solchen Krankheiten, die durch

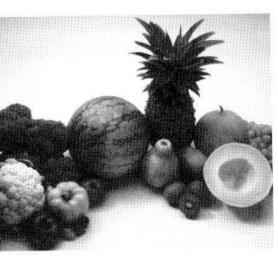

die längere Lebenserwartung und die oft ungesunde Lebensweise der modernen Wohlstandsgesellschaft gefördert werden: zu fettes und zu süßes Essen, zu viel Alkohol, zu wenig Bewegung, zu wenig Obst und Gemüse sowie Rauchen). Alle diese Krankheiten werden durch freie Radikale ausgelöst oder begünstigt. Daher ist es wichtig, ihnen mit einer entsprechenden Lebensführung und einer gesunden Ernährung, aber auch mit Radikalfängern (= Antioxidanzien) zu begegnen. Eine Schlüsselrolle nimmt dabei die Alpha-Liponsäure ein.

Sie kann aber noch viel mehr. In dem vorliegenden Buch werden die vielfältigen Aspekte dieses Multitalents beleuchtet und die teils komplexen Sachverhalte verständlich dargestellt, ohne die wissenschaftlichen Grundlagen aus den Augen zu verlieren.

Darüber hinaus finden Leserinnen und Leser praktische Anregungen, wie die Alpha-Liponsäure im individuellen Gesundheitsplan berücksichtigt werden kann. Für diejenigen, die sich intensiver mit der Materie befassen möchten, wurden an den entsprechenden Stellen die wichtigsten Quellen angegeben.

Zelluläre Grundlagen

Für das Verständnis der folgenden Kapitel sind einige Grundlagen der Zellbiologie von Bedeutung. Unsere Körperzellen haben vielfältige Aufgaben zu erfüllen. Deshalb gibt es viele verschiedene, hochspezialisierte Zelltypen, die eng zusammenarbeiten. Dazu gehört zum Beispiel die Abwehr von Krankheiten durch Immunzellen, die Signalübertragung durch Nervenzellen, die Verdauung durch Zellen des Magen-Darm-Traktes, und die Bewegung durch Muskelzellen.

So unterschiedlich die verschiedenen Zellen aber auch ausdifferenziert sind, haben sie doch grob gesehen einen gemeinsamen Bauplan. Jede Zelle besteht aus dem Zytoplasma, das von einer doppelten Zellmembran umgeben ist. Im Zytoplasma befinden sich Organellen, Atome und Moleküle, die ebenfalls Spezialaufgaben erfüllen.

Die Zellen und Organellen sind von halbdurchlässigen *Biomembranen* umhüllt, die den Inhalt nach außen abgrenzen. Sie kontrollieren, welche Stoffe hinein und welche heraus dürfen. Das Gerüst einer solchen Biomembran wird von zwei Schichten sogenannter Phospholipide (Fettsäuren mit Phosphoranteil) gebildet. Stark vereinfacht kann man sagen, dass ein Phospholipid aus einem wasserliebenden (hydrophilen, lipophoben) Köpfchen und zwei fettliebenden (lipophilen, hydrophoben) Fettsäureschwänzchen besteht. Bei den Fettanteilen der Zellmembran spielt auch das wohl bekannte Cholesterin eine große Rolle.

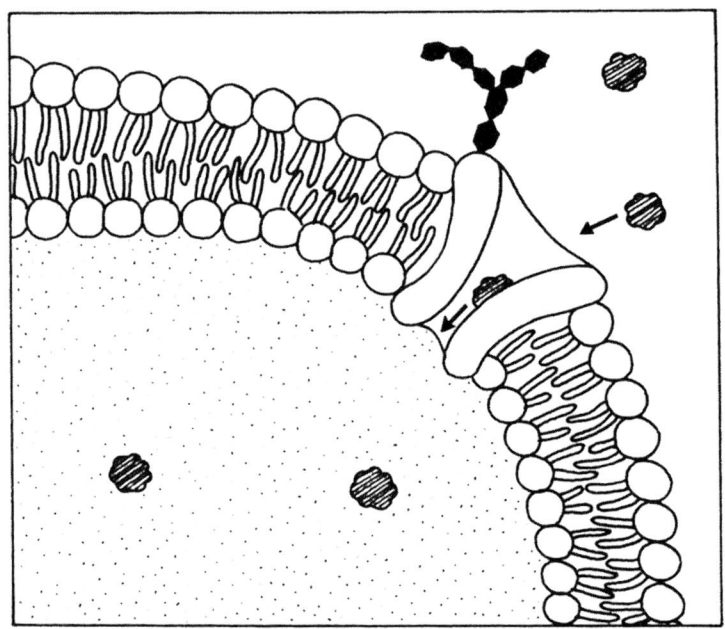

Vereinfachte schematische Darstellung einer Biomembran (= Phospholipid-Doppelschicht). Die Zelle, der Zellkern und die Mitochondrien sind je von zwei solchen Biomembranen umhüllt. Dargestellt sind die hydrophilen Köpfchen, die zum wässrigen Milieu zeigen, die lipophilen Enden, die zueinander ausgerichtet sind und Tunnelproteine mit Zuckerresten (Glykoproteine).

Eine Zellmembran ist mit zahlreichen Proteinen durchsetzt, an die außen Zuckerreste angehängt sind. Man spricht deshalb von Glykoproteinen (Protein mit Zucker) oder Glykolipiden (Fettsäure mit Zucker). Diese Anlagerung von Zucker (= Verzuckerung) wird durch Enzyme gesteuert und sowohl die Membranproteine als auch die Zuckerreste erfüllen Spezialaufgaben. Einige dienen als Erkennungs- und Andockstellen für Hormone, Immunglobuline und andere wichtige Moleküle. Andere (Tunnelproteine) bilden Kanälchen, durch die der Stoffaustausch in die Zelle hinein und aus der Zelle heraus kontrolliert wird. Mit zunehmendem Alter und bei zu hohem Blutzucker können solche Glykoproteine auch ungewollt entstehen, was schwerwiegende Folgen hat (siehe Kapitel „Schutz vor schädlichen Glykoproteinen (AGE) durch Alpha-Liponsäure"). Eine Biomembran befindet sich nie im Ruhezustand. Ständig werden ihre Bestandteile abgebaut und wieder erneuert.

Später wird noch die Rede davon sein, dass Alpha-Liponsäure mit Fettsäuren verwandt ist, sie ist lipophil (siehe Kapitel „Ein Wort zur Chemie"). Diese Eigenschaft ermöglicht es ihr, ihre antioxidative Wirkung auch in beziehungsweise an der Zellmembran zu entfalten.

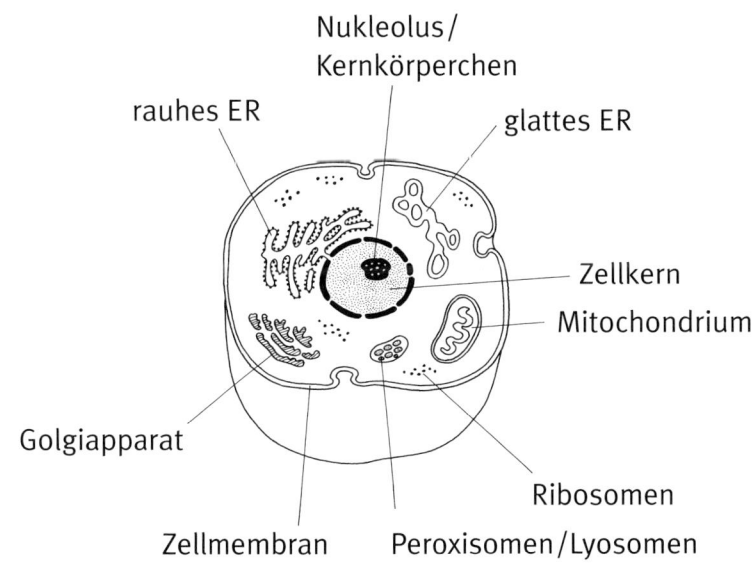

Befassen wir uns nun mit der Funktion einiger wichtiger Organellen. An erster Stelle steht der *Zellkern*: Er beherbergt in Form der DNA die gesamte Erbinformation des jeweiligen Organismus, ähnlich einer Bibliothek mit Tausenden von Büchern, die hoch komplizierte Bauanleitungen enthalten. Die

DNA besteht aus Fäden (Chromosomen), von denen jeder Mensch zwei Sätze von jeweils 23 Chromosomen besitzt und jedes Einzelne etwa 100.000 Gene umfasst. Unter einem Gen wiederum versteht man einen Abschnitt (Sequenz) der DNA, der in verschlüsselter Form die Information für die Bildung ei-

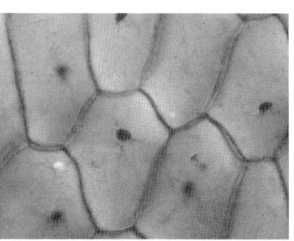

nes ganz bestimmten Eiweißes enthält. Für das reibungslose Funktionieren der Vorgänge in unserem Organismus ist es äußerst wichtig, dass genau festgelegt ist, wann welches Gen aktiviert wird und welche Eiweiße dadurch in der jeweiligen Zelle gebildet werden. Dies wird über sehr komplexe Mechanismen und Kontrollfaktoren reguliert, die hier nicht im Einzelnen erläutert werden können. In späteren Kapiteln wird aber näher erklärt, wie die Alpha-Liponsäure die unerwünschte, durch freie Radikale ausgelöste Aktivierung von Genen beeinflusst (siehe Kapitel „Genschutz durch Alpha-Liponsäure – Steuerung des Transkriptionsfaktors NF-κB").

In den *Mitochondrien*, den Kraftwerken der Zelle, wird die Energie produziert, die der Organismus für seine Aktivitäten benötigt. Dabei spielt die Alpha-Liponsäure eine wichtige Rolle als Koenzym. Außerdem entstehen dadurch freie Radikale, bei deren Beseitigung die Alpha-Liponsäure ebenfalls von Bedeutung ist.

Das *Endoplasmatische Retikulum* (ER) ist ein Membransystem aus Bläschen und Kanälchen, das teilweise an der Außenseite Ribosomen trägt (raues ER). Die Ribosomen spielen eine wichtige Rolle bei der Produktion von Eiweißen nach dem genetischen Bauplan. Die Hauptaufgaben des ER sind die Speicherung und der Transport von Proteinen (zum Beispiel Immunglobuline, Keratin und Verdauungsenzyme). Im glatten ER werden Fettsäuren und Phospholipide (siehe Biomembran) gebildet. Im rauen ER werden Eiweiße gesammelt und in ein anderes Membransystem, den Golgiapparat transportiert. Von hier aus werden sie in kleinen membranumschlossenen Bläschen (Vesikel) zu ihrem Bestimmungsort transportiert. Sowohl im ER als auch im Golgiapparat erfolgt das schon erwähnte kontrollierte Anheften von Zuckermolekülen an die Membranproteine (Glykosilierung).

Weitere Organellen sind die *Lysosomen* und die Peroxisomen. Sie enthalten Enzyme, mit deren Hilfe Abfallprodukte und Fremdstoffe abgebaut werden. Damit diese Enzyme nicht wahllos in der ganzen Zelle ihre Verdauungsarbeit verrichten können, werden sie in membranumschlossenen Organellen vom Zytoplasma abgegrenzt. Die Peroxisomen verwenden außer Enzymen auch freie Radikale zum Abbau von Fettsäuren und Giften. Dabei entsteht das aggressive Wasserstoffperoxid (H_2O_2), das durch das ebenfalls in Peroxisomen enthaltene Enzym Katalase zu Wasser und Sauerstoff abgebaut wird. Es ist nachvollziehbar, dass die Beschädigung von Peroxisomen – zum Beispiel durch freie Radikale – zu einer Katastrophe in der betroffenen Zelle führt.

Einige Organellen beziehungsweise Strukturen gibt es nur bei Pflanzenzellen. So zum Beispiel die *Chloroplasten*, die für die Photosynthese verantwortlich sind. Sie stehen am Anfang der Energiegewinnung durch Umwandlung von Sonnenlicht in chemische Energie, die auch von uns genutzt werden kann. Auch eine Zellwand gibt es nur bei Pflanzen und einigen Bakterien, aber nicht bei tierischen Zellen.

Ein Wort zur Chemie

Schon 1937 hat man herausgefunden, dass ein Bestandteil aus einem Kartoffelextrakt, der sogenannte Kartoffel-Wachstumsfaktor, für das Wachstum von Bakterien auf einem künstlichen Nährboden notwendig ist. Nachdem der Biochemiker Dr. Lester Reed den Faktor 1951 isoliert hatte, nannte man ihn Alpha-Liponsäure. Diese Bezeichnung lehnt sich an die strukturelle Verwandtschaft mit Fettsäuren (fett... = lipo...) an. Ihre reduzierte Form, die Dihydroliponsäure, ist hingegen in Wasser löslich, was dieses Redoxpaar so interessant macht. Beide Formen ergänzen sich ideal beim antioxidativen Schutz der Zelle vor freien Radikalen und dem Abtransport von Schwermetallen, wie in den folgenden Kapiteln deutlich wird. Wird Alpha-Liponsäure von außen zugeführt, wird sie in der Zelle enzymatisch zu Dihydroliponsäure umgewandelt.

Ein anderer gebräuchlicher Name für Alpha-Liponsäure ist Thioctsäure. Diese Bezeichnung nimmt Bezug auf die Schwefelverbindung (griechisch theion = Schwefel) und die Säure mit einer achtgliedrigen Kohlenstoffkette (lateinisch octo = acht).

Strukturformel der Alpha-Liponsäure (links) und der Dihydroliponsäure (rechts).

Es ist allgemein üblich – und so wird es auch in dem vorliegenden Buch gehalten – dass man generell von Alpha-Liponsäure spricht, es sei denn, es ist ausdrücklich Dihydroliponsäure gemeint.

Lange Zeit war man der Meinung, die Alpha-Liponsäure sei
ein Vitamin, weil man sich nicht sicher war, ob sie vom Körper
selbst produziert wird. Man kennt zwar noch nicht den genauen
Syntheseweg, da aber keine Mangelerscheinungen bekannt
sind, geht man davon aus, dass die Alpha-Liponsäure vom Organismus hergestellt werden kann. Allerdings weisen offenbar Patienten mit Leberzirrhose, Diabetes mellitus, Atherosklerose
und Polyneuritis einen erniedrigten Alpha-Liponsäure-Spiegel
auf, was auf ein Mangelsyndrom hindeutet.

Was macht die Alpha-Lipon-säure zum Multitalent?

Der therapeutische Einsatz von Alpha-Liponsäure reicht ein halbes Jahrhundert zurück. Schon damals wurde sie in Deutschland bei Knollenblätterpilzvergiftungen und diabetischer Polyneuropathie verwendet (Bock und Schneeweiss 1959). Im Laufe der Zeit fand man aber immer mehr Möglichkeiten für den wirksamen Einsatz dieses natürlichen Multitalents. Die Alpha-Liponsäure hält nämlich ein selten anzutreffendes, breites Wirkspektrum bereit, das sie von vielen anderen Substanzen abhebt und einmalig macht.

Alpha-Liponsäure hat viele nützliche Eigenschaften:
– Antioxidans (Abfangen freier Radikale)
– Recycling anderer Antioxidanzien
– Koenzym (Unterstützung enzymatischer Reaktionen)
– Komplexbildner (Entgiftung bei Schwermetallvergiftungen)

Die herausragendste Eigenschaft ist sicher ihre erst 1989 entdeckte antioxidative Wirkung und ihre Fähigkeit, andere Antioxidanzien zu erneuern. Außerdem dient die Alpha-Liponsäure auch als Koenzym bei einigen wichtigen enzymatischen Reaktionen. Schließlich sind die Alpha-Liponsäure und ihre reduzierte Form, die Dihydroliponsäure, auch hervorragend geeignet, um Schwermetallionen im Körper abzufangen.

Die Tatsache, dass die Alpha-Liponsäure im fettigen Milieu, ihre reduzierte Form, die Dihydroliponsäure, im wässrigen Milieu aktiv ist, macht dieses Paar unschlagbar. Es kann an jedem Ort im Körper, sowohl in wässriger als auch in fettiger Umgebung, seine schützende Wirkung entfalten. Außerdem kann die Alpha-Liponsäure – es handelt sich um ein relativ kleines Molekül – die Blut-Hirn-Schranke passieren. Sie kann sogar in den Zellkern eindringen, um dort direkt unser Erbmaterial zu schützen.

Der amerikanische Wissenschaftler Dr. Lester Packer, der seit Jahrzehnten die Funktion und Bedeutung von Antioxidanzien untersucht und die Erforschung der Alpha-Liponsäure maßgeblich vorangebracht hat, bezeichnet die Alpha-Liponsäure als ideales Antioxidationsmittel (Packer et al. 1994, Packer et al. 1996 und Packer und Colman 2000).

Schwermetallentgiftung mit Alpha-Liponsäure

Zur Behandlung von Schwermetallvergiftungen werden sogenannte Chelat- oder Komplexbildner verwendet. Sie umfassen das Metallion wie eine Kralle und transportieren es (ohne Schaden anzurichten) aus dem Körper. Da manche zur Schwermetallentgiftung verwendeten Medikamente Mangelerscheinungen hervorrufen, dürfte eine natürliche, körpereigene Substanz ohne Nebenwirkungen wesentlich besser geeignet sein. Die Alpha-Liponsäure führt nach Burgerstein (Burgerstein 2000) bei Schwermetallvergiftungen zu einer Verbesserung der klinischen Symptome, einer Erhöhung der Schwermetallausscheidung durch den Urin und einer Verbesserung der Leberfunktionswerte.

Da die Schadstoffe, denen wir vor allem in industriellen Ballungsräumen ausgesetzt sind, auch eine Vielzahl giftiger Metalle enthalten, kann die regelmäßige Einnahme von Alpha-Liponsäure hier nur nützlich sein.

Für Amalgamgeschädigte ist interessant, dass Alpha-Liponsäure Quecksilber bindet und es so 12- bis 37-mal schneller als normal über die Galle ausgeschieden wird.

Nicht nur die erhöhte Aufnahme, auch eine gestörte Ausscheidung von Schwermetallionen kann Krankheiten auslösen, beispielsweise den Morbus Wilson (Kupferspeicherkrankheit). Hier lassen sich die Kupferausscheidung und das gesamte Krankheitsbild durch die Zufuhr von Alpha-Liponsäure verbessern. Und auch einer Arsenvergiftung kann mit Alpha-Liponsäure entgegengewirkt werden.

Metall	Chelatbildung durch Alpha-Liponsäure	Chelatbildung durch Dihydroliponsäure
Pb^{2+} (Bleiionen)	ja	ja
Cu^{2+} (Kupferionen)	ja	ja
Zn^{2+} (Zinkionen)	ja	ja
Mn^{2+} (Manganionen)	ja	–
Cd^{2+} (Kadmiumionen)	ja	–
Co^{2+} (Kobaldionen)	–	ja
Hg^{2+} (Quecksilberionen)	–	ja
Fe^{3+}/Fe^{2+} (Eisenionen)	ja	ja
Ni^{2+} (Nickelionen)	–	ja

Schwermetallbindung durch Alpha-Liponsäure und Dihydroliponsäure, die sich in ihrer Wirkung ergänzen (nach Pfaffly 2001).

Die vermehrte Ausscheidung radioaktiver Stoffwechselprodukte durch die Gabe von Alpha-Liponsäure hängt wahrscheinlich ebenfalls mit der Chelatbildung zusammen. Hierzu liefert das Reaktorunglück von Tschernobyl aus dem Jahre 1986 einen unfreiwilligen Menschenversuch. Einigen betroffenen Kindern wurde 28 Tage lang Alpha-Liponsäure verabreicht. Wissenschaftler fanden heraus, dass sie die Schäden durch freie Radikale im Blut (Peroxidationswerte) auf das Niveau nicht Betroffener senkte. Während Vitamin E alleine keine Wirkung zeigte, konnte es in Kombination mit Alpha-Liponsäure die Werte sogar unter Normal senken (Korkina et al. 1993). Außerdem konnte auch die Ausscheidung radioaktiver Stoffwechselprodukte durch Alpha-Liponsäure (aber nicht durch Vitamin E) verbessert

werden, was man auf ihre chelierenden Eigenschaften zurück-
führt. Schließlich besserten sich auch die Leber- und Nieren-
werte der mit Alpha-Liponsäure behandelten Kinder.

Ein weiterer positiver Befund ist die Tatsache, dass sich mit
Hilfe von Alpha-Liponsäure der bei Strahlenschäden erniedrigte
Glutathionwert (ein weiteres Antioxidans) wieder erhöhen lässt
(Packer und Colman 2000). Packer berichtet außerdem, dass
die Überlebensrate strahlengeschädigter Mäuse durch die Behandlung mit Alpha-Liponsäure von 35 auf 90 Prozent gesteigert werden konnte.

Freie Radikale
und oxidativer Stress

Um die Bedeutung der Alpha-Liponsäure als Antioxidans verstehen zu können, müssen wir uns mit der Entstehung und Bedeutung der Stoffe befassen, gegen die sie eingesetzt werden soll: mit den freien Radikalen. Freie Radikale sind eine Art Korrosionsmittel, das unter anderem den Alterungsprozess (das Rosten) beschleunigt. Antioxidanzien sind demnach vergleichbar mit einem Rostschutzmittel. Ein anderer Vergleich ist das Ranzigwerden von Fett.

Um konkreter werden zu können, müssen wir uns auf das Niveau eines Atoms begeben. Die kleinste Einheit, in die sich ein Element zerlegen lässt, ohne seine chemischen Eigenschaften zu verlieren, ist das Atom. Jedes Atom besteht aus einem zentralen Atomkern und Elektronen, die sich – ähnlich wie die Planeten um die Sonne – auf einer Umlaufbahn um den Kern bewegen. Schließen sich mehrere Atome zusammen, bilden sie ein Molekül. Die Elektronen eines Atoms oder eines Moleküls sind im Idealfall immer paarweise vorhanden. Dann befindet sich die Elektronenhülle in einem ausgeglichenen Zustand und man spricht von gepaarten Elektronen. Es gibt aber auch Fälle, in denen ein Elektron fehlt; das verbleibende Elektron nennt man dann ungepaartes Elektron. Ein Atom oder ein Molekül mit einem solchen ungepaarten Elektron nennt man Oxidans oder freies Radikal (lateinisch radix = Wurzel) – und die meisten freien Radikale machen ihrem Namen alle Ehre: Sie versuchen sich nämlich mit radikaler Gewalt das fehlende Elektron von einem anderen Atom oder Molekül zu beschaffen.

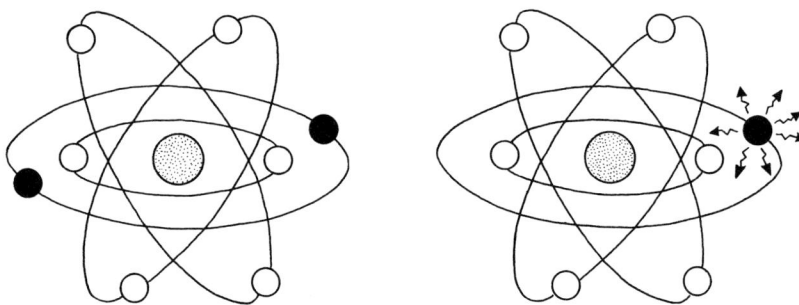

Dabei kann großer Schaden angerichtet werden. Wird beispielsweise ein Enzym, die DNA oder ein Membranbaustein von einem freien Radikal angegriffen und eines Elektrons beraubt, wird das angegriffene Molekül unbrauchbar. Aber es kommt noch schlimmer: Das beschädigte Molekül wird selbst zu einem freien Radikal und versucht seinerseits einem anderen Molekül ein Elektron wegzunehmen. So wird eine Kettenreaktion in Gang gesetzt; es sei denn sie wird frühzeitig gestoppt. Diese Aufgabe übernehmen Radikalfänger (= Antioxidanzien), die ein Elektron abgeben können, ohne dadurch selbst gefährlich zu werden.

An dieser Stelle folgt eine kurze Begriffserklärung zu den immer wieder erwähnten Vorgängen der Oxidation und der Reduktion. Gibt ein Atom oder ein Molekül ein Elektron ab, wird das abgebende Atom/Molekül selbst oxidiert und das nehmende Atom/Molekül wird reduziert. Die Abgabe eines Elektrons nennt man Oxidation, die Aufnahme nennt man Reduktion. Eine solche Elektronenübertragung, bei der immer ein Partner oxidiert und der andere reduziert wird, nennt man Redoxreaktion. Die beiden Partner bilden das Redoxpaar. Bei der Alpha-Liponsäure (oxidierte Form) und der Dihydroliponsäure (reduzierte Form) handelt es sich ebenfalls um ein solches Redoxpaar. Das Interessante daran ist, dass beide Formen als potente Radikalfänger fungieren.

Oxidation	Reduktion
Abgabe eines Elektrons	Aufnahme eines Elektrons
das abgebende Molekül wird oxidiert	das aufnehmende Molekül wird reduziert
abgebendes Molekül = Donator	aufnehmendes Molekül = Akzeptor
Vereinigung mit Sauerstoff	Vereinigung mit Wasserstoff
Entzug von Wasserstoff	Entzug von Sauerstoff

Man geht heute davon aus, dass freie Radikale bei der Entstehung der meisten Krankheiten eine Rolle spielen und man sich in gewissen Grenzen dagegen wehren kann. Das beginnt mit einer bewussten Ernährung und geht über körperliche Betätigung und frische Luft bis hin zur zusätzlichen Aufnahme von Antioxidanzien als Nahrungsergänzung oder Arzneimittel. Außerdem kann man Einflüsse, die die Bildung freier Radikale unterstützen, vermeiden. Tabakrauch und übermäßigen Alkoholgenuss kann jeder eigenverantwortlich vermeiden. Auch vor Stress kann man sich zumindest bedingt selbst abschirmen. Bei Abgasen, Ozon, Strahlung und anderen Umweltgiften ist das jedoch nicht so einfach möglich – manche Gifte bemerkt man nicht einmal. Daher sollte jeder Mensch die Abwehrkraft seines Körpers unterstützen. Wichtig ist, ein Gleichgewicht zwischen freien Radikalen und ihren Gegenspielern herzustellen. Liegt ein Ungleichgewicht zu Gunsten freier Radikale vor, entsteht oxidativer Stress. Dieser kann erhebliche Schäden verursachen, da die freien Radikale ihre „Zerstörungswut" ungebremst ausleben können.

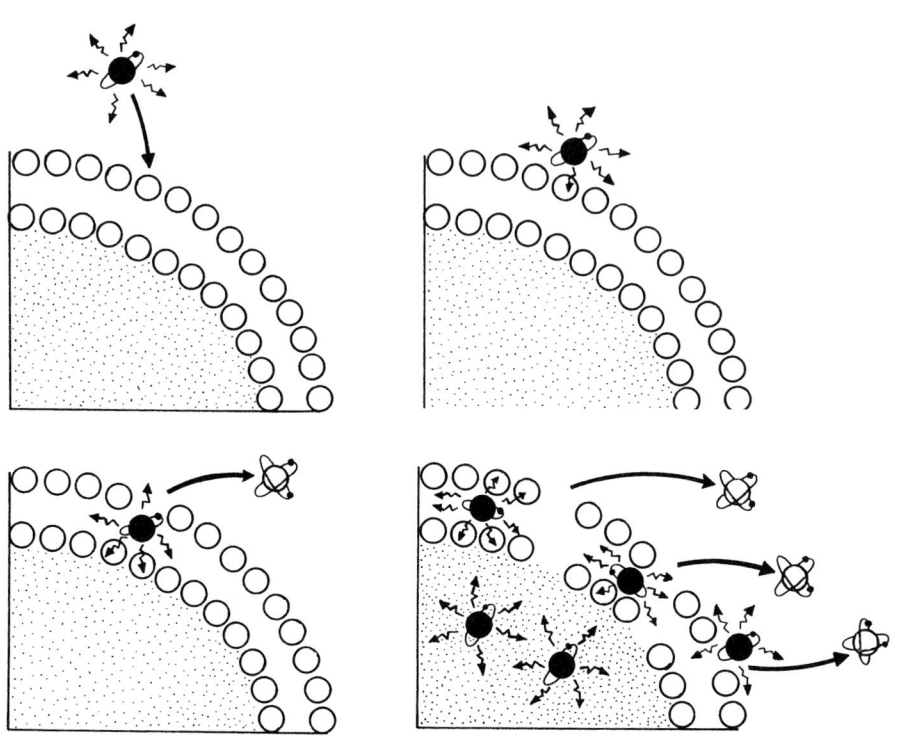

Zerstörung einer Zellmembran durch freie Radikale (von links nach rechts).

Einflüsse, die die Bildung freier Radikale fördern:
- Strahlung (UV-Strahlen, radioaktive Strahlung, Elektrosmog)
- Genussgifte (Tabak, Alkohol, Drogen, gegrilltes Fleisch, ranziges Fett)
- Umweltgifte (Auto- und Industrieabgase, Pestizide, Herbizide)
- Medikamente
- Stress (körperlich oder seelisch)

Neben den durch äußere Einflüsse gebildeten freien Radikalen, entstehen sie auch auf natürliche Art in unserem Organismus bei verschiedenen Stoffwechselvorgängen, zum Beispiel in der Atmungskette. Sie stellt den letzten Schritt der Energiegewinnung in den Mitochondrien dar. Dabei werden Elektronen auf Sauerstoffmoleküle übertragen und in etwa zwei Prozent der Fälle werden Sauerstoffradikale produziert.

Aber es gibt auch „gute" Radikale. Mit Hilfe von freien Radikalen bekämpft unser Immunsystem sehr wirkungsvoll Krankheitserreger (Bakterien und Viren) und sogar Krebszellen. Nachdem die abzubauenden Schadstoffe von Fresszellen (Phagozyten, Makrophagen) aufgenommen wurden, werden sie durch freie Radikale zerstört. Damit diese nicht überhand nehmen, werden sie bei Bedarf von speziellen Enzymen (Katalase, Glutathionperoxidase und Superoxiddismutase) unschädlich gemacht. Dabei sind ihnen Spurenelemente (Selen, Mangan, Kupfer, Zink und Eisen) als Kofaktoren behilflich. Außerdem bedient sich unser Körper natürlich auch der vielfältigen Antioxidanzien zur Abwehr freier Radikale.

Ein schönes Beispiel dafür, wie nahe Gut und Böse beieinander liegen, ist der vergebliche Abwehrversuch von Asbestpartikeln durch unser Immunsystem. Sind solche Minipartikel in die Lunge eingedrungen, versucht sie der Körper auf die übliche Weise zu bekämpfen. Auf Grund der Partikelgröße und ihrer Form können ihnen die Abwehrzellen aber nichts anhaben, und auch die speziell für die Abwehr produzierten freien Radikale laufen ins Leere. Die Folge ist eine chronische Entzündung, hervorgerufen durch jahrelangen „Beschuss" mit freien Radikalen, was letztendlich zu Lungenkrebs führen kann. Andere chronische Entzündungen kennen wir als Arthritis, Asthma etc.

Bei der Immunabwehr spielt noch ein weiterer Mechanismus eine Rolle, an dem freie Radikale beteiligt sind. Sie stimulieren über sogenannte Transkriptionsfaktoren die Aktivierung bestimmter Gene, die wiederum eine Entzündungsreaktion auslösen können (siehe Kapitel „Genschutz durch Alpha-Liponsäure – Steuerung des Transkriptionsfaktors NFκB").

Die Mitspieler im antioxidativen Netzwerk – Schlüsselrolle der Alpha-Liponsäure

---

Die Natur hält Hunderte verschiedener Antioxidanzien für uns bereit. Auch wenn letztendlich alle den gleichen Zweck verfolgen, das Abfangen freier Radikale, so hat doch jedes seine ganz besonderen Stärken. Diese hängen unter anderem mit

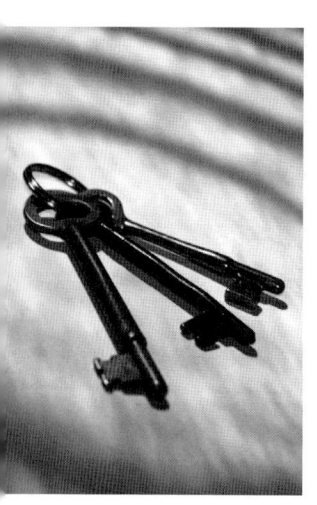

Faktoren wie der Wasser- oder Fettlöslichkeit oder der Molekülgröße zusammen. Ausschlaggebend ist auch das sogenannte Redoxpotential. Damit ist das Maß der Bereitschaft gemeint, ein Elektron abzugeben oder aufzunehmen. Unser Redoxpaar Alpha-Liponsäure / Dihydroliponsäure liegt im Mittelfeld und gibt relativ gerne ein Elektron ab beziehungsweise nimmt leicht ein Elektron auf. Außerdem hat es den Vorteil sowohl im fettigen als auch im wässrigen Milieu wirken zu können. Dadurch ist es in der Lage, zwischen fettlöslichen (Vitamin E und Koenzym Q10 [CoQ10]) und wasserlöslichen (Vitamin C und Glutathion) Antioxidanzien zu vermitteln. Während andere wichtige Antioxidanzien, wie die natürlichen Flavonoide auf Grund ihrer Größe nicht an jeden Ort im Körper gelangen können, kann die Alpha-Liponsäure sogar die Membran des Zellkerns durchdringen und die Blut-Hirn-Schranke überwinden.

Es sind vor allem fünf Antioxidanzien, die eng zusammenarbeiten und das antioxidative Netzwerk bilden (Packer und Colman 2000): Vitamin C, Vitamin E, Glutathion, Alpha-Liponsäure und Koenzym Q_{10} (CoQ_{10}). Auch wenn die drei letztgenannten Substanzen vom Körper selbst produziert werden können, müssen sie ihm mit zunehmendem Alter oder bei krankheitsbedingtem Mehrbedarf verstärkt zugeführt werden, da die Eigenproduktion abnimmt.

	wasserlöslich	fettlöslich
Alpha-Liponsäure	ja	ja
Vitamin C	ja	nein
Glutathion	ja	nein
Vitamin E	nein	ja
Koenzym Q10	nein	ja

Die wichtigsten Mitspieler im antioxidativen Netzwerk.

Nur wenn das Zusammenspiel im antioxidativen Netzwerk ungestört abläuft, ist unser Körper optimal gegen freie Radikale geschützt. Teilweise können sich Radikalfänger zwar gegenseitig ersetzen, aber ein optimaler Schutz liegt nur vor, wenn alle Antioxidanzien in ausreichender Menge zur Verfügung stehen. Wenn man sich vergegenwärtigt, dass die DNA einer einzigen Zelle täglich etwa 10.000-mal einem oxidativen Angriff durch freie Radikale ausgesetzt ist, wird klar, wie wichtig ein ausreichender Schutz durch Antioxidanzien ist.

Vitamin E umfasst eine Molekülfamilie aus je vier verschiedenen Tokopherolen (das bekannteste ist Alpha-Tokopherol) und Tokotrienolen. Deshalb empfiehlt Packer (Packer und Colman 2000), bei der Einnahme von Vitamin E auf ein Gemisch dieser Varianten zu achten. Es ist unser wichtigstes fettlösliches

Antioxidans, das vor allem die Fettbestandteile der Zellmembran und das Cholesterin in den Transportvehikeln (LDL, VLDL und HDL) vor Oxidation schützt. Auf 1.000 bis 2.000 Lipidmoleküle der Zellmembran kommt ein Molekül Vitamin E.

Vitamin C, die Ascorbinsäure, ist eng mit dem Namen des Nobelpreisträgers Linus Pauling verknüpft. Die antioxidativen Eigenschaften von Vitamin C macht man sich zu Nutze, indem man es als Konservierungsmittel einsetzt. Ein Mangel an Vitamin C – die bekanntesten Symptome sind Zahnfleischbluten und Lockerung der Zähne – führte bis in das vorletzte Jahrhundert zum Tod unzähliger Seeleute, bis man entdeckte, dass man mit Zitrusfrüchten Abhilfe schaffen kann.

Koenzym Q10 (= CoQ10) ist ein fettlösliches Molekül, das so weit verbreitet ist, dass man ihm auch den Namen Ubichinon (lateinisch ubi = überall) gegeben hat. Vor allem in Japan wird es zur Vorbeugung von Herz-Kreislauf-Erkrankungen eingesetzt. Koenzym Q10 unterstützt Vitamin E im antioxidativen Kampf im fettigen Milieu. Studien belegen, dass es gegen viele Erkrankungen (Herz-Kreislauf, Parkinson, Alzheimer, Krebs) eingesetzt werden kann (Packer und Colman 2000). Wie der Name schon sagt, ist es aber nicht nur ein Antioxidationsmittel, sondern erfüllt – wie auch die Alpha-Liponsäure – zusätzlich die Aufgaben eines Koenzyms.

Glutathion fungiert im Zytoplasma aller Zellen als Bestandteil des antioxidativen Netzwerks. Als Entgiftungszentrale des Körpers enthält die Leber einen besonders hohen Anteil an Glutathion. Es wird vor allem bei oxidativem Stress vom Körper aus den drei Aminosäuren Glutaminsäure, Zystin und Glyzin synthetisiert. Glutathionmangel ist ein eindeutiges Krankheitszeichen, aber auch mit zunehmendem Alter nimmt seine Konzentration immer stärker ab. Bei 60-jährigen kann ihr Gehalt um 20 Prozent verringert sein. Auch bei Menschen mit schweren Krankheiten, wie AIDS, Krebs und rheumatoider Arthritis, ist der Glutathiongehalt stark vermindert.

Außerhalb der Zelle ist Glutathion ein wichtiger Faktor bei der Abwehr freier Radikale, die zu einer Vernetzung von Kollagen führen und somit beispielsweise die Faltenbildung der Haut begünstigen (Sosin und Jacobs 1998). In der Zelle wirkt Glutathion mit Hilfe von Selen, einem Mineral, gegen unerwünschte Oxidationen.

Natürlich gibt es noch zahlreiche andere wichtige Antioxidanzien, die aber hier aus Platzgründen nicht alle aufgeführt werden können. Viele in Obst und Gemüse enthaltenen Flavonoide und andere Naturstoffe unterstützen die „Macher" des antioxidativen Netzwerkes bei ihrer Arbeit. Da der moderne Mensch permanent von freien Radikalen überschwemmt wird, ist es wichtig, den erhöhten Bedarf an Antioxidanzien regelmäßig durch frisches Obst und Gemüse zu decken. Gegebenenfalls ist zusätzlich eine Nahrungsergänzung nötig (siehe Kapitel „Alpha-Liponsäure als Nahrungsergänzung – Vorschläge für einen individuellen Antioxidanzien-Cocktail" und „Wie steht's eigentlich um Ihr antioxidatives Profil?"). In manchen Fällen, wie der diabetischen Polyneuropathie, wird Alpha-Liponsäure von Ärzten sogar routinemäßig als Arzneimittel verordnet.

Recycling anderer Antioxidanzien durch Alpha-Liponsäure

Eine wichtige Aufgabe der Alpha-Liponsäure im antioxidativen Netzwerk besteht in der Erneuerung der anderen Mitspieler. Stoppt Vitamin E in der Zellmembran beispielsweise die durch ein Lipidradikal drohende Kettenreaktion, wird es dadurch selbst zu einem Radikal oxidiert. Das heißt, ihm wird von dem freien Radikal ein Elektron entwendet. Dieses Elektron erhält Vitamin E von dem im Zytoplasma befindlichen Vitamin C zurück. Dieses wiederum wird anschließend durch die Dihydroliponsäure regeneriert, die dadurch ihrerseits zu Alpha-Lipon-

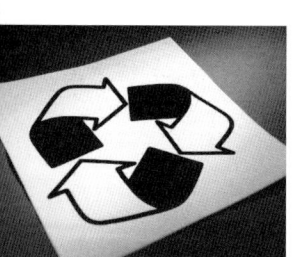

säure oxidiert wird. Letztere kann dann enzymatisch mit Hilfe des Enzyms Alpha-Ketodehydrogenase wieder in Dihydroliponsäure überführt werden. Aber nicht nur Vitamin C ist dazu in der Lage, Vitamin E zu regenerieren. Es funktioniert auch umgekehrt, wie Wissenschaftler in den Labors von Dr. Packer herausfanden (Packer und Colman 2000).

Auch Glutathion kann Vitamin E und Vitamin C regenerieren und die Dihydroliponsäure ist wiederum in der Lage (neben Vitamin C) auch Glutathion zu erneuern. Das Koenzym Q10 ist ebenfalls dazu fähig, Vitamin E zu recyceln.

Die Fähigkeit der Alpha-Liponsäure, Vitamin C zu regenerieren, ist besonders für Diabetiker von großer Bedeutung. Vitamin

C und Glukose werden nämlich über dasselbe Transportsystem (Carrier) in die meisten Zellen eingeschleust. Da diese Carrier bei Diabetikern – auf Grund des Überangebotes – dauerhaft von Glukose in Beschlag genommen werden, kommt es zu einem Vitaminmangel in der Zelle. Da Alpha-Liponsäure aber verbrauchtes Vitamin C wieder recyceln kann, kann einem solchen Mangel entgegengewirkt werden. Und tatsächlich wurde nachgewiesen, dass den Skorbutsymptomen, einer typischen Vitamin C-Mangelerscheinung, mit Alpha-Liponsäure entgegengewirkt werden kann (Pfaffly 2001).

In Laborversuchen konnte nachgewiesen werden, dass sinkenden Werten von Vitamin C und Glutathion durch die Zufuhr von Alpha-Liponsäure vorgebeugt werden kann (Bierhaus et al. 1997). Dies gilt auch für den Verlust von Vitamin E durch Oxidanzien (Packer, nach Sosin und Jacobs 1998).

100 % Verlust von Vitamin E ohne antioxidativen Schutz

90 % Verlust von Vitamin E bei Gabe von Dihydroliponsäure

60 % Verlust von Vitamin E bei Gabe von Vitamin C

30 % Verlust von Vitamin E bei Gabe von Vitamin C plus Dihydroliponsäure

Die Tatsache, dass Alpha-Liponsäure verbrauchtes Glutathion recyceln kann, ist auch unter dem Aspekt bedeutsam, dass die Substitution von Glutathion, das heißt die Zuführung in Form von Tabletten oder Ähnlichem, nicht sehr effektiv ist. Glutathion wird kaum vom Körper aufgenommen, da es schon abgebaut wird, bevor es die Zellen erreichen kann. In den Labors von Dr. Packer wurde aber festgestellt, dass man durch die Einnahme von Alpha-Liponsäure den Gehalt an Glutathion um 30 Prozent erhöhen kann.

Nicht nur für die Regeneration verbrauchter Antioxidanzien sind Alpha-Liponsäure/Dihydroliponsäure unentbehrlich. Die Dihydroliponsäure kann auch die Reparatur oxidierter Proteine unterstützen (Pfaffly 2001).

Alpha-Liponsäure, ein lebenswichtiges Koenzym

In Säugetierzellen ist die größte Menge der Alpha-Liponsäure an Proteine gebunden. Das hat seinen Grund, denn sie übernimmt in verschiedenen Enzymkomplexen die Rolle eines wichtigen Koenzyms. Unzählige chemische Prozesse in unserem Körper werden durch spezielle Eiweißmoleküle (Enzyme) gesteuert, ohne die die jeweilige Reaktion nicht ablaufen könnte.

Oft wird aber ein Koenzym (ein anderes Eiweiß) oder ein Kofaktor (beispielsweise ein Metallion) benötigt, um eine Reaktion zu starten. Besonders komplizierte Reaktionen werden von Multienzymkomplexen aus mehreren Enzymen und Koenzymen gesteuert. Bei einigen Enzymkomplexen ist auch die Alpha-Liponsäure ein unverzichtbarer Bestandteil:

- Pyruvat-Dehydrogenase-Komplex
- Alpha-Ketoglutarat-Dehydrogenase-Komplex
- Aminosäure-Dehydrogenase-Komplex
- teilweise Ersatzfunktion für Koenzym A (CoA)

Zwei solcher Komplexe, die Pyruvat-Dehydrogenase und die Alpha-Ketoglutarat-Dehydrogenase, spielen eine wichtige Rolle bei der Energiegewinnung durch Zuckerabbau (Abbau von Glukose). Außerdem kann sie teilweise Funktionen des Koenzyms A übernehmen, das unter anderem beim Fett- und

Glukoseabbau eine Rolle spielt. Glukose wird nämlich in mehreren Schritten (Glykolyse, Krebszyklus und Atmungskette) abgebaut und in Energie umgewandelt. Die genannten Enzymkomplexe und das Koenzym A sind Teil dieser Prozesse; Alpha-Liponsäure kann demnach den Zuckerabbau fördern. Dies ist ein Mechanismus, über den sie sich positiv bei Diabetes mellitus auswirken kann.

Auch beim Abbau verzweigter Aminosäuren fungiert die Alpha-Liponsäure als Koenzym.

Schutz vor schädlichen Glykoproteinen (AGE) durch Alpha-Liponsäure

Die natürlicherweise im Körper gebildeten Zucker-Eiweiße (Glykoproteine) (siehe Kapitel „Zelluläre Grundlagen" und vgl. Pies 2004) erfüllen äußerst wichtige Aufgaben. Ihre wohl bekanntesten Vertreter sind die Blutgruppenantigene. Das sind Strukturen auf Zellen, an denen das Immunsystem „fremd" und „eigen" erkennt. Erhält ein Patient bei einer Transfusion Blut der eigenen Blutgruppe, wird die Blutspende akzeptiert (vorausgesetzt, der Rhesusfaktor stimmt ebenfalls). Handelt es sich aber um Blut einer fremden Blutgruppe, sorgen Antikörper für eine Verklumpung von Zellen.

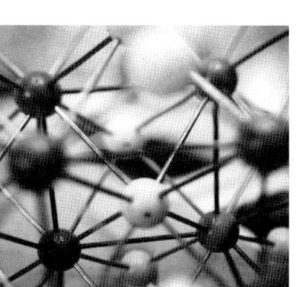

Das Anheften solcher Zucker (Verzuckerung) an Eiweiße (Glykoproteine) oder Fette (Glykolipide) kann aber auch spontan und unerwünscht erfolgen. Man spricht in diesem Fall von nicht-enzymatischer Glykosilierung oder Glykierung. Dies geschieht zum Beispiel bei dauerhaft erhöhtem Blutzuckerspiegel. Ein solches nicht-enzymatisch entstandenes Glykoprotein nennt man *Advanced Glycation Endproduct* (= AGE), was in etwa „fortgeschrittenes Verzuckerungs-Endprodukt" bedeutet. Solche AGEs spielen eine wichtige Rolle bei vielen Krankheitsprozessen.

Vor allem Moleküle mit langer Lebenszeit (beispielsweise die Eiweiße der Augenlinsen, das Myelin der Markscheide von Nervenzellen und das Kollagen der Haut) können auch bei Normalzuckerkonzentrationen auf die oben beschriebene Weise verändert werden und miteinander „verkleben". Die Folge ist zum Beispiel eine Trübung der Augenlinse. Bei Diabetikern wird das Kollagen der Haut besonders stark durch AGEs verändert, weshalb sie in besonderem Maße Altersflecken und Hautfalten entwickeln.

Die Bildung von AGEs geht sehr langsam über verschiedene Zwischenstufen vonstatten und ist nicht umkehrbar. Deshalb nimmt ihre Anzahl im Alter zu und sie beschleunigen zugleich den Alterungsprozess. Insofern ist die Abkürzung AGE sehr sinnig, da sie im Englischen zugleich Alter (age) und altern (to age) bedeutet.

Neben dem Verkleben von Proteinen führen AGEs über einen zweiten Mechanismus zu weiteren Schäden. Über spezielle Andockstellen (Rezeptoren) auf der Zelloberfläche binden sie an Zellmembranen. Dadurch werden in der Zelle freie Radikale gebildet und es entsteht oxidativer Stress (Huttunen 1996). Dieser wiederum löst durch eine Aktivierung des Transkriptionsfaktors NF-κB diverse Entzündungsreaktionen aus (siehe Kapitel „Genschutz durch Alpha-Liponsäure – Steuerung des Transkriptionsfaktors NF-κB"). Je nachdem, an welche Zelle die AGEs andocken, können unterschiedliche Reaktionen ausgelöst werden. Alle diese Schritte dienen dazu, die veränderten Proteine, das heißt die störenden AGEs, durch das Immunsystem zu bekämpfen. Allerdings kann das fein aufeinander abgestimmte Abwehrsystem leicht aus dem Gleichgewicht gebracht werden. Als Folge können die gefürchteten atherosklerotischen Plaques oder auch chronische Entzündungen entstehen. Man kann grob drei Wirkungen von AGEs unterscheiden (Huttunen 1996):

- Veränderung von Signalübertragungswegen
- Veränderung der Konzentration „löslicher" Signale (z. B. Zytokine, Hormone und freie Radikale)
- Veränderung von Proteinfunktionen durch die Bildung von AGEs

Auch Lipide können spontan nicht-enzymatisch glykiert werden. Das ist unter anderem in Zusammenhang mit der Atherogenese interessant, da eine fortgeschrittene Lipidglykierung mit einer Oxidation einhergeht. Und diese steht am Beginn der krankhaften Veränderungen einer Atherosklerose, wie in dem Kapitel „Gefäß-, Herz- und Hirnschutz durch Alpha-Liponsäure" ausgeführt wird.

Nukleinsäuren können ebenfalls nicht-enzymatisch glykiert werden, wodurch die Erbsubstanz (die DNA besteht unter anderem aus Nukleinsäuren) zerstört werden kann. Solche Glykierungen von Nukleinsäuren scheinen für Krankheiten wie Neurofibromatose, altersbedingten Krebs oder Missbildungen bei Föten von zuckerkranken Frauen verantwortlich zu sein. Werden mit der Zeit immer mehr Nukleinsäuren durch AGEs verändert, treten immer mehr falsche DNA-Übersetzungen auf und Krebs kann die Folge sein.

Bierhaus und Kollegen (Bierhaus et al. 1997) stellten fest, dass im Laborversuch der Gehalt an Glutathion und Vitamin C in Endothelzellen (diese bilden die Innenauskleidung der Arterien) von Rinderaorten durch die Zugabe von glykiertem Albumin abnimmt. Der Wegfall dieser Antioxidanzien kann vermehrt oxidativen Stress und mittels NF-κB die Aktivierung bestimmter Gene bewirken. Dieser Verlust konnte aber durch die Zufuhr von Alpha-Liponsäure gänzlich verhindert werden. Und auch die Aktivierung der NF-κB-Aktivität konnte dosisabhängig reduziert werden, wenn sie mindestens eine halbe Stunde vor Zugabe des glykierten Albumins verabreicht wurde.

„Genschutz" durch Alpha-Liponsäure – Steuerung des Transkriptionsfaktors NF-κB

In den letzten Jahrzehnten hat das Wissen um die zellulären Abläufe und Regulationsmechanismen in unserem Körper rasant zugenommen. Besonders ein Thema wird in naher Zukunft mit Sicherheit in aller Munde sein, die Rolle sogenannter Transkriptionsfaktoren. Das sind Moleküle, die unsere Genaktivität maßgeblich steuern. Vor allem ein Vertreter – der Nuklearfaktor-kappa-B (NF-κB) – ist in Zusammenhang mit der Alpha-Liponsäure von besonderem Interesse.

Bevor Gene aktiv werden können, müssen sie „eingeschaltet" werden. Das gilt für „gute" ebenso wie für „böse" (zum Beispiel Krebs auslösende) Gene. Selbst wenn jemand für eine bestimmte Krankheit genetisch vorbelastet ist, muss diese Krankheit nicht zwingend ausbrechen. Solange die verantwortlichen Gene inaktiv sind, besteht keine Gefahr. Die Regulation, das Ein- und Ausschalten, wird über verschiedene komplexe Signalsysteme gesteuert. Wichtige Bestandteile dieser Systeme sind freie Radikale. Eine bedeutende Rolle in der Informationskette vom freien Radikal bis hin zum Anschalten bestimmter Gene – zum Beispiel solcher, die die Produktion von Eiweißen unseres Immunsystems steuern – spielt NF-κB. Seine Aktivität kann wiederum durch Alpha-Liponsäure kontrolliert werden.

Bestimmte schädigende Einflüsse auf eine Zelle, wie Bakterien- oder Vireninfektionen, bestimmte Immunsignale, UV-Licht, AGEs und oxidativer Stress (durch freie Radikale) aktivieren über eine mehrstufige Reaktionskette den NF-κB. Normalerweise wird er durch ein weiteres Eiweißmolekül (= I-κB) gehemmt. Wirkt nun eines der genannten Signale von außen auf eine Zelle ein, werden darin freie Radikale gebildet, die diese Hemmung über weitere Zwischenschritte aufheben. Nun ist NF-κB aktiviert und kann in den Zellkern wandern. Dort heftet er sich an bestimmte Gene, die über einen Rezeptor (Andockstelle) für diesen Transkriptionsfaktor verfügen. Dadurch werden sie aktiviert und sorgen für die Produktion diverser Enzyme, die ihrerseits wieder verschiedene Reaktionen beeinflussen.

Diese Reaktionen verfolgen den Zweck, die Zelle vor schädigenden Einflüssen zu schützen. Werden sie jedoch zu häufig oder zu intensiv ausgelöst (durch Umweltgifte, UV-Licht (Ozonloch!), Zigarettenrauch, Alkoholkonsum etc.), kommt es vermehrt zu solchen Rettungsversuchen und der Körper leidet letztendlich darunter (siehe das Beispiel zur Asbestose in dem Kapitel „Freie Radikale und oxidativer Stress").

Die Aufgabe des Transkriptionsfaktors NF-κB ist demnach, bei Schädigungen der Zelle möglichst rasch Überlebensmechanismen in Gang zu setzen. Aber auch die Gene von Viren (zum Beispiel HIV) verfügen über Andockstellen für NF-κB. Er spielt bei der Vermehrung dieser Viren eine Rolle (Barton 2002).

Die Bedeutung der Alpha-Liponsäure in Zusammenhang mit dem Nuklearfaktor NF-κB liegt auf der Hand. Indem sie freie Radikale abfängt und andere Antioxidanzien regeneriert, unterdrückt sie seine übermäßige Aktivierung (Bierhaus et al. 1997). Wahrscheinlich hemmt sie aber auch direkt die Aktivierung von NF-κB und blockiert möglicherweise zusätzlich sein Anheften an die DNA.

Augenschutz durch Alpha-Liponsäure – Grauer Star (Katarakt)

Es gibt wohl niemanden, der das Phänomen Grauer Star nicht kennt. Ursache des Katarakts ist eine Linsentrübung auf Grund veränderter Proteine. Experimentelle Studien an menschlichen Augenlinsen haben gezeigt, dass AGEs (siehe Kapitel „Schutz vor schädlichen Glykoproteinen (AGE) durch Alpha-Liponsäure") mit großer Wahrscheinlichkeit an seiner Entstehung beteiligt sind (Blum et al. 2001).

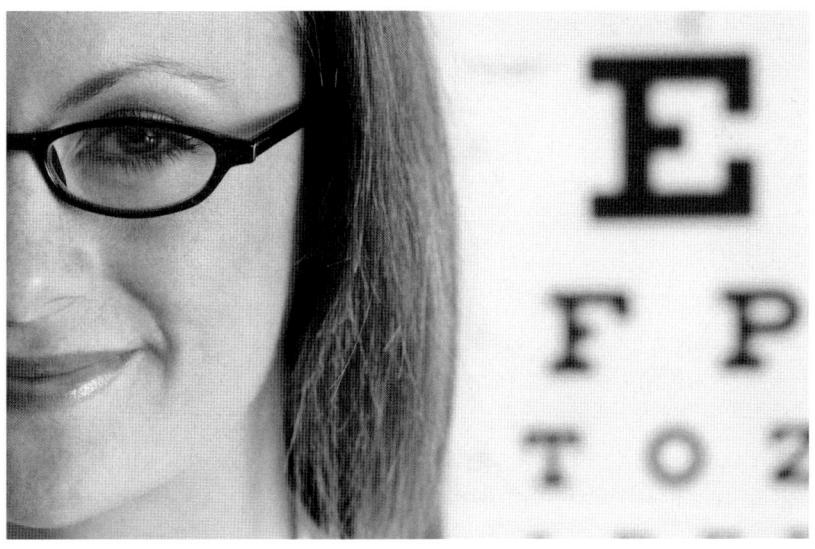

Da die Eiweiße der Augenlinsen sehr lange leben, ist die Gefahr besonders groß, dass sie irgendwann durch freie Radikale und Glykierung verändert werden. An diesen Prozessen sind unter anderem auch Metalle (zum Beispiel Kadmium) beteiligt, die wiederum durch Alpha-Liponsäure abgefangen werden können.

Wieder war es in dem Labor von Dr. Packer (Packer 2000), wo bei einem Experiment an neugeborenen Ratten herausgefunden wurde, dass die Gabe von Alpha-Liponsäure durch ihren Einfluss auf den Glutathiongehalt in der Augenlinse einem Katarakt vorbeugen kann.

Alpha-Liponsäure schützt die Augen also durch auf mehrere Mechanismen vor einem Katarakt:

- Schutz vor AGEs
- Erhöhung des Glutathiongehalts
- Abfangen von Metallen
- Abfangen freier Radikale

Schutz bei Diabetes mellitus und Begleiterkrankungen durch Alpha-Liponsäure

Etwa fünf Prozent der Deutschen, also mehr als vier Millionen Bundesbürger, sind zuckerkrank. Die Wahrscheinlichkeit, an einem Diabetes mellitus zu erkranken, nimmt mit dem Alter stark zu und mit 70 Jahren ist das Risiko 20-mal höher als mit 50 Jahren. Das Dilemma bei dieser Krankheit ist, dass die Patienten zwar über genügend Zucker verfügen (= hoher Blutzuckerspiegel), dieser Energielieferant aber nicht in die Zelle gelangen kann. Dazu bedarf es nämlich eines Vehikels, des Hormons Insulin. In Industrieländern entwickelt eine kleine Anzahl von Menschen meist schon bis zum 16. Lebensjahr den Diabetes Typ I. Bei ihnen wird in der Bauchspeicheldrüse kein Insulin produziert. Man spricht daher auch von einem insulinabhängigen Diabetes, weil das Hormon in solchen Fällen täglich gespritzt werden muss.

Im Gegensatz dazu mangelt es beim Altersdiabetes (nicht insulinabhängiger Diabetes Typ II) meist nicht an Insulin. Das Hormon wird vom Körper nur nicht ausreichend genutzt (Insulinresistenz). Menschen mit Diabetes vom Typ II kann vielfach durch Gewichtsreduktion, ausgewogene Ernährung, regelmäßige Bewegung und gegebenenfalls mit Medikamenten gut geholfen werden. Die Injektion von Insulin erübrigt sich meist bei korrekter Einstellung des Diabetes. Allerdings ist nur jeder fünfte Patient richtig eingestellt!

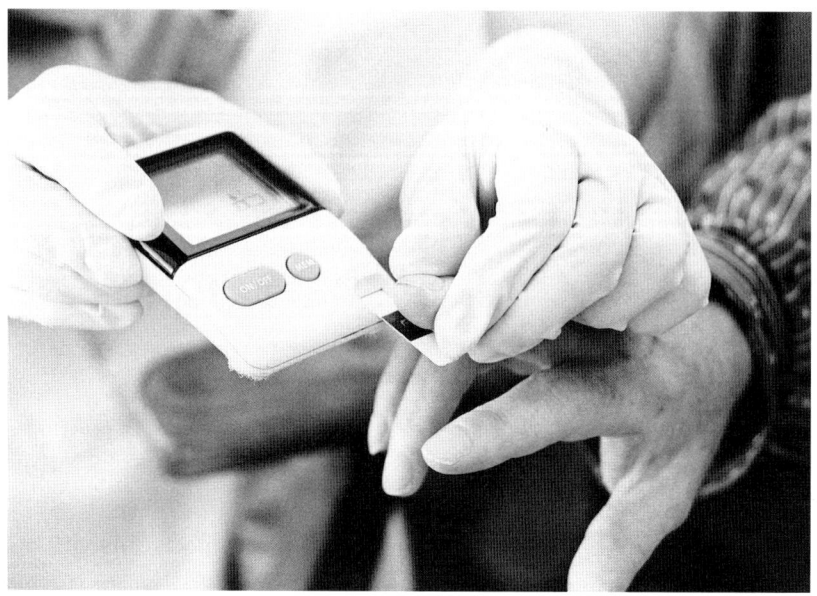

Fatal wird es vor allem dann, wenn die Patienten nicht mitarbeiten. Häufig führt dies zu schwerwiegenden, möglicherweise sogar lebensbedrohlichen Begleiterkrankungen (Nervenschäden, Durchblutungsstörungen mit verminderter Sauerstoffversorgung bis hin zur Amputation, Bluthochdruck und Atherosklerose, Nierenschäden bis zur Dialyse, Grauer Star bis zur Erblindung).

Alle diabetischen Begleiterkrankungen werden von freien Radikalen ausgelöst oder durch sie begünstigt. Deshalb lässt sich die Alpha-Liponsäure hervorragend in das Therapiekonzept integrieren, zumal Diabetiker erniedrigte Antioxidanzien-Konzentrationen (Glutathion, Vitamin C und E sowie Alpha-Liponsäure) haben. Kommt zu diesem Mangel noch durch AGEs ausgelöster oxidativer Stress hinzu, kann dies fatale Folgen haben.

Die Alpha-Liponsäure lindert aber nicht nur Begleiterkrankungen, sondern beeinflusst auch direkt die Glukoseaufnahme der Zellen und ihre Nutzung für die Energiegewinnung. Neben der insulinvermittelten Glukoseaufnahme gibt es nämlich noch weitere Alternativen. Einige in den Zellmembranen befindliche Transportmoleküle (GLUT-1 und GLUT-4) können ebenfalls Glukose einschleusen. Diese Transportmoleküle werden durch Alpha-Liponsäure aktiviert (Passwater 1995), beziehungsweise ihr Abbau wird verhindert (Biewenga et al. 1997). Dadurch wird die Normalisierung eines erhöhten Blutzuckerspiegels unterstützt, denn die Glukoseaufnahme kann um mehr als 50 Prozent gesteigert werden (nach Ley 1996).

Außerdem konnte eine Verbesserung der Insulinempfindlichkeit durch Alpha-Liponsäure festgestellt werden (Ziegler et al. 1999b). Darüber hinaus spielt die Alpha-Liponsäure als Koenzym eine wichtige Rolle beim Zuckerabbau und der Energiegewinnung. Damit ist zudem eine Verringerung der Fettspeicherung verbunden, ein Effekt, der für uns alle interessant sein dürfte.

Bei 20 bis 40 Prozent aller Diabetiker treten Herzprobleme (kardiale autonome Neuropathien) auf, die das Sterblichkeitsrisiko erhöhen. In einer Studie (Ziegler et al. 1997) wurde festgestellt, dass Alpha-Liponsäure einen positiven Effekt auf diese Begleiterkrankung hat. Auch wenn der genaue Mechanismus noch nicht bekannt ist, vermuten die Autoren, dass diese Wirkung mit der antioxidativen Eigenschaft der Alpha-Liponsäure zusammenhängt. Es gibt überdies experimentelle Hinweise auf positive Effekte durch Glutathion und Vitamin E bei kardialer autonomer Funktionsstörung. Aber auch die verbesserte Glukoseaufnahme und -verwertung, eine verbesserte Sauerstoffversorgung und ein erhöhter ATP-Spiegel (ATP ist der Energielieferant der Zelle) in den Herzzellen sowie eine verbesserte Herzleistung durch die Gabe von Alpha-Liponsäure könnten zu dem positiven Studienergebnis beigetragen haben.

Eine weitere schwerwiegende Begleitkomplikation bei einem Diabetes mellitus ist die periphere diabetische Polyneuropathie. Darunter versteht man Schädigungen der Nervenfasern, die sich zunächst als Befindlichkeitsstörungen äußern und zum Absterben von Nervenzellen führen können. An ihrer Entstehung sind eine gestörte Blutversorgung dieser Nerven, oxidativer Stress, die Glykierung verschiedener Proteine und manchmal auch die Entmarkung der Nervenfasern beteiligt.

Am häufigsten machen sich Polyneuropathien als Missempfindungen, Kribbeln, Schmerzen, Brennen, Taubheitsgefühl und ähnliche Symptome bemerkbar. Es können aber auch Herz (siehe oben), Urogenitaltrakt, Haut, Muskeln und das Verdauungssystem betroffen sein. Jeweils ein Drittel der Polyneuropathien haben ihre Ursache in Diabetes mellitus und in Alkoholmissbrauch. Ein weiteres Drittel geht auf verschiedene andere Ursachen zurück.

Mehr als ein Drittel aller Diabetiker entwickelt irgendwann eine Polyneuropathie, die schleichend beginnt und chronisch

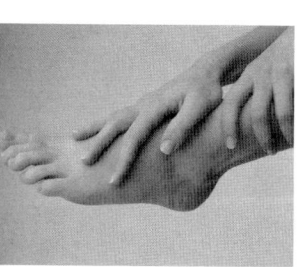

werden kann, wenn sie nicht rechtzeitig behandelt wird. In einem fortgeschrittenen Stadium kann sogar das Schmerz-, Temperatur-, Druck- und Vibrationsempfinden verloren gehen. Das ist besonders gefährlich, weil sich der Patient leicht verletzen kann und sich die Wunden an Füßen oder Zehen unbemerkt entzünden können (fehlendes Schmerzempfinden!). Man nimmt an, dass bei adäquater Behandlung etwa die Hälfte der fast 30.000 jährlich bei Diabetikern durchgeführten Amputationen verhindert werden könnten.

Diabetische Polyneuropathien stehen unter anderem in direktem Zusammenhang mit einem Mangel an Antioxidanzien in den Nervenzellen (Packer und Colman 2000). Bei experimentell erzeugter diabetischer Neuropathie konnte man zum Beispiel vermehrt Sauerstoffradikale im Ischiasnerv feststellen (Low et al. 1991). Die freien Radikale rufen Defekte an den Blutgefäßen hervor, die die Nerven versorgen. Das wiederum hat eine Sauerstoffunterversorgung zur Folge und führt zu Fehlfunktionen der Nervenzellen.

Da sich bei vielen Diabetikern keine normale Stoffwechsellage erzielen lässt, ist oft eine medikamentöse Behandlung der Begleiterkrankungen unerlässlich. Zur Behandlung der diabetischen Polyneuropathie ist die Alpha-Liponsäure in Deutschland ausdrücklich zugelassen und ihre Wirksamkeit wissenschaftlich belegt (Ziegler et al. 1995, Reljanovic et al. 1999 und Ziegler et al 1999a). In den Studien wurde nachgewiesen, dass man mit Alpha-Liponsäure die Missempfindungen, die durch eine diabetische Polyneuropathie ausgelöst werden, deutlich verbessern kann. Außerdem stellte man immer wieder fest, dass die Behandlung mit Alpha-Liponsäure kaum Nebenwirkungen zeigt (siehe Kapitel „Mögliche Nebenwirkungen der Alpha-Liponsäure").

Ein möglicher Wirkmechanismus ist ein durch Alpha-Liponsäure verursachtes Neuaussprossen (Wachstum) geschädigter Nervenfasern. Viel bedeutender aber dürfte in diesem Zusammenhang ihre Eigenschaft als Radikalfänger sein. Man vermutet, dass die ersten Veränderungen im Nerv – unter anderem eine verminderte Blutversorgung – durch oxidativen Stress ausgelöst werden und im Laufe der Zeit zu immer stärkeren Nervenschäden führen. Die Forschergruppe um Nagamatsu (Nagamatsu et al. 1995) fand experimentell heraus, dass die Zufuhr von Alpha-Liponsäure zu einer Verbesserung des Nervenblutflusses, einer Verringerung des oxidativen Stresses und einer Verbesserung der Signalübertragung führt.

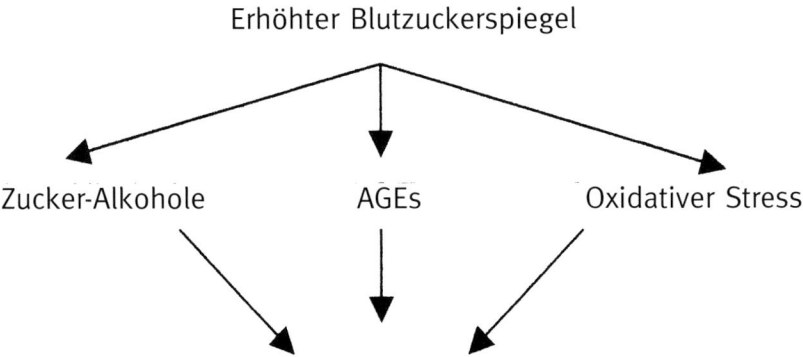

Zerstörung der Nerven (Polyneuropathie)
(nach Biewenga 1997)

Ein erhöhter Blutzuckerspiegel wirkt sich noch über einen dritten Weg nervenschädigend aus. Dieser Polyol-Weg (Polyole = Zuckeralkohole) kann ebenfalls direkt durch Alpha-Liponsäure beeinflusst werden. Bei einem erhöhten Blutzuckerspiegel wird mehr als 30 Prozent der Glukose durch das Koenzym NADPH (Natriumadenosindiphosphat) zu Sorbitol und anderen Zuckeralkoholen reduziert. Die Folge davon ist ein Mehrverbrauch dieses Koenzyms bei Diabetikern um das 3.000fache. Dieser Mehrverbrauch kann jedoch vom Körper nicht ausgeglichen werden. Da NADPH aber vor allem für die Regeneration verbrauchten (oxidierten) Glutathions benötigt wird, kommt es zu einem Verlust dieses wichtigen Radikalfängers.

Alpha-Liponsäure kann hier auf mehrfache Weise helfen, beispielsweise durch die Regeneration von Glutathion und Vitamin C. Außerdem führen Sorbitol und seine Abkömmlinge stärker als Glukose zu einer Glykierung von Proteinen. Wird Glukose jedoch mit Hilfe der Alpha-Liponsäure verstärkt abgebaut (siehe Kapitel „Alpha-Liponsäure, ein lebenswichtiges Koenzym"), entstehen auch weniger Polyole.

Eine weitere, nicht zu unterschätzende Komplikation bei Diabetikern sind Nierenprobleme (Nephropathien), verursacht durch glykierte Proteine (AGEs), die wiederum freie Radikale und eine NF-ÎB-Aktivität auslösen. In einer Studie konnte nachgewiesen werden, dass dieser Prozess durch die Zufuhr von Alpha-Liponsäure reduziert werden kann (Hofmann et al. 1999).

AGEs sind auch dafür verantwortlich, dass bei Diabetikern Schädigungen durch einen Hirninfarkt größer als bei Nicht-Diabetikern sind. Offenbar werden die meisten Effekte einer Hyperglykämie (hoher Blutzucker) auf das Zentralnervensystem mittels einer durch AGEs verursachten Beeinträchtigung der Blutzirkulation im Gehirn gefördert.

Weitere Komplikationen, die bei Diabetikern häufig auftreten:
● Hoher Zuckergehalt führt zu einer Glykierung von Kollagen mit der Folge einer frühzeitigen Hautalterung
● Freie Radikale und AGEs führen zu Katarakt (Grauer Star)
● Freie Radikale und AGEs zerstören Blutgefäße
● Freie Radikale und AGEs begünstigen eine Atherosklerose

Die Alpha-Liponsäure nützt Diabetikern auf vielfältige Weise:
✔ Verbesserung der (insulinunabhängigen) Glukoseaufnahme in die Zelle
✔ Verbesserung der Insulinempfindlichkeit
✔ Verbesserung der Glukoseverwertung (Alpha-Liponsäure ist Teil von Glukose abbauenden Enzymen) und dadurch erhöhte Energieproduktion der Zellen
✔ Abfangen der bei Diabetikern vermehrt vorkommenden freien Radikale
✔ Erhöhung des bei Diabetikern oft erniedrigten Glutathiongehalts im Blut

✔ Recycling von Vitamin C, dessen Aufnahme in die Zelle durch erhöhten Blutzucker gehemmt wird

✔ Verbesserter Blutfluss

✔ Besserung kardialer Symptome (Herz)

✔ Besserung neurologischer Symptome (zum Beispiel Missempfindungen bei diabetischer Polyneuropathie)

✔ Begünstigung des Wachstums peripherer Nervenzellen (Sprossung)

✔ Verbesserung der Blutversorgung von Nerven

✔ Verbesserung der Nervenleitfähigkeit (Signalübertragung)

✔ Schutz vor Katarakt, der häufig bei Diabetikern auftritt

✔ Entgegenwirken von Durchblutungsstörungen

✔ Abfangen von Metallionen, die bei Diabetikern häufig oxidativen Stress fördern

✔ Gefäßschutz

Um Missverständnissen vorzubeugen sei noch einmal betont, dass Alpha-Liponsäure zwar nachgewiesenermaßen bei vielen Begleiterkrankungen der Zuckerkrankheit hilft, aber von einer Selbstmedikation bei Diabetes abgeraten werden muss. Es handelt sich um eine ernsthafte Erkrankung, die von einem Mediziner behandelt werden muss.

Alpha-Liponsäure contra Hautalterung

Die Haut ist der Spiegel unseres Befindens, dem wir ansehen, ob jemand jung oder alt, verlebt oder jugendlich geblieben ist und ob jemand übermüdet, angespannt oder entspannt ist. Man sagt sogar, jemand habe eine gesunde oder ungesunde Hautfarbe.

Der amerikanische Dermatologe Dr. Nicholas Perricone beleuchtet in seinem Bestseller „The Wrinkle Cure" (Perricone 2001) die Ursachen der Hautalterung und gibt interessante Ratschläge zur Hautpflege. Eine wichtige Rolle spielt dabei auch die Alpha-Liponsäure.

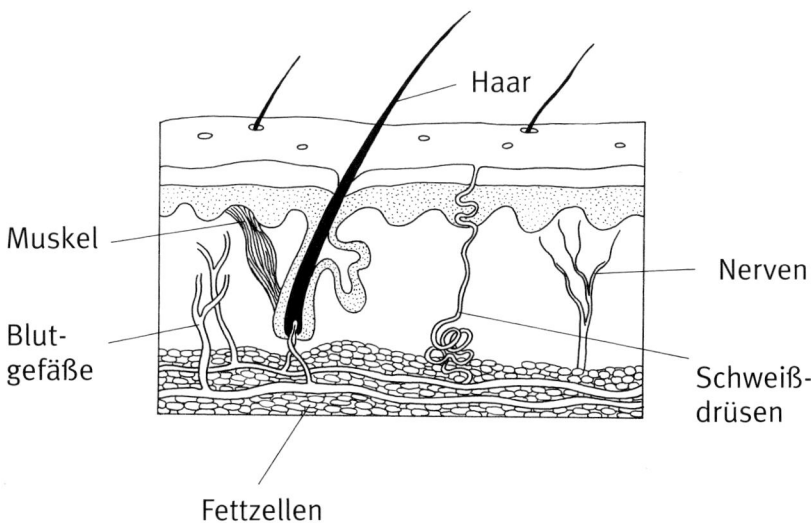

Haar

Muskel

Nerven

Blut-
gefäße

Schweiß-
drüsen

Fettzellen

Die Haut besteht aus mehreren Schichten, die unterschiedliche Aufgaben erfüllen (Barriere gegen Krankheitskeime, Temperaturregulierung, Tastsinn etc.). Die zweite Schicht, die Dermis, die 90 Prozent der Hautdicke ausmacht, enthält unter anderem Kollagen und Elastin, die die Festigkeit und Elastizität der Haut garantieren. Diese beiden Eiweiße sind auch für die Faltenbildung, das sichtbare Zeichen der Hautalterung, verantwortlich.

Viele äußere Faktoren führen zu einer frühzeitigen Hautalterung. Dazu gehören UV-Strahlen, Luftschadstoffe, übermäßiger Alkoholgenuss, Zigarettenrauch und damit letztendlich freie Radikale. Während die Hautzellen bei Jugendlichen noch über sehr gute Reparaturmechanismen verfügen, geht diese Eigenschaft mit zunehmendem Alter immer stärker verloren und auch die Dicke der einzelnen Hautschichten nimmt im Alter ab.

Kollagen ist ein sehr langlebiges Eiweiß (mehrere Jahre) und besonders anfällig für Schäden durch nicht-enzymatische Glykierung (Verzuckerung) und freie Radikale. Diese Schädigungen führen zu Vernetzungen der Kollagenmoleküle und einem Verlust von Elastizität, da sie nicht mehr aneinander vorbeigleiten können. Die Haut wird steif und runzlig und sieht alt aus. Diesen Schäden wirkt der Organismus mit Antioxidanzien wie Vitamin E und Koenzym Q10 entgegen. Bei zu starkem Schadstoffeinfluss können diese ihre Aufgabe aber nicht ausreichend erfüllen. Dann muss man selbst nachhelfen, zum Beispiel mit Kosmetika, die Antioxidanzien enthalten.

Die nachstehende Tabelle (nach Ley 1996 und Sosin und Jacobs 1998) verdeutlicht den Hautschutz durch Alpha-Liponsäure bei einer Bestrahlung mit UV-Licht.

Einfluss von Alpha-Liponsäure auf:	UV-Bestrahlung	
	ohne Alpha-Liponsäure	mit Alpha-Liponsäure
Konzentration freier Radikale	↑	↑
Konzentration von Alpha-Liponsäure	↓	↑
Konzentration von Vitamin E	↓	↗
Konzentration anderer Antioxidanzien	↓	↗
Kollagenschäden	↑	→

Nicht nur dem Abbau von Vitamin E in der Haut wird durch Alpha-Liponsäure nachhaltig entgegengewirkt, sondern auch dem Abbau von Koenzym Q10. Sein Verlust wird um 40 Prozent verringert, wenn Alpha-Liponsäure zwei Stunden vor einer UV-Bestrahlung auf die Haut aufgetragen wird (Podda et al. 1995).

Durch eine Traumatisierung der Haut, zum Beispiel durch UV-Strahlen, werden freie Radikale gebildet und ein Fettabbau sowie Entzündungsreaktionen ausgelöst. Außer NF-κB wird ein weiterer Transkriptionsfaktor (AP-1) produziert, der die Bildung von Kollagen verdauenden Enzymen auslöst. Dies führt schließlich zu Hautschäden. Wird AP-1 durch das UV-Licht der Sonne aktiviert, so Perricone (2001), dann entstehen Enzyme, die gesundes Kollagen attackieren. Es bilden sich kleine Mikronarben – die Ausgangspunkte für Falten. Laut Perricone kann auch die Alpha-Liponsäure AP-1 aktivieren, aber mit dem überraschenden Unterschied, dass dann nur solche Enzyme gebildet werden, die beschädigtes Kollagen abbauen und dadurch die Mikronarben reparieren und so zum Glätten der Falten beitragen. Kollagen abbauende Enzyme werden auch durch Zigarettenrauch aktiviert. Deshalb sehen Raucher oft im wahrsten Sinne des Wortes sehr „alt" aus.

Man geht davon aus, dass die menschliche Lebenserwartung natürlicherweise auf etwa 120 Jahre begrenzt ist. Die im Kasten links genannten Faktoren sind dafür verantwortlich, dass dieses Alter jedoch kaum erreicht wird. Durch eine Kontrolle dieser schädigenden Einflüsse sind wir aber selbst in der Lage, die Zellalterung zu verzögern.

Sonnenlicht, Umweltgifte, Autoabgase, Ozon, Alkoholkonsum, Stress, ungesunde Ernährung und Rauchen sind Faktoren, die die vorzeitige Zellalterung maßgeblich beeinflussen.

Die heute allgemein gültige „Alterungstheorie der freien Radikale" (Harman, nach Perricone 2001), geht tatsächlich davon aus, dass der normale Alterungsprozess durch freie Radikale verursacht wird. Im Laufe der Jahre nehmen die durch freie Radikale verursachten Schäden auf zellulärer Ebene und in den Organen ständig zu und können zu ernsthaften Erkrankungen führen, die mit dem Alterungsprozess einhergehen.

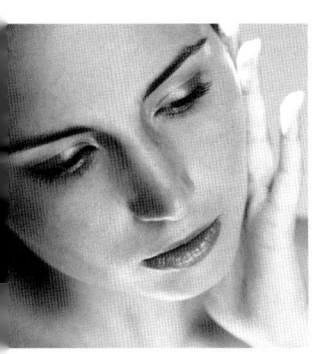

Nahm man noch vor einigen Jahren an, dass es vorwiegend durch freie Radikale verursachte DNA-Schäden seien, die für das Altern verantwortlich sind, so weiß man heute, dass der größte Schaden an der Zellmembran verursacht wird (Nagay, nach Perricone 2001). Nagay ging davon aus, dass freie Radikale jeweils dort den größten Schaden anrichten können, wo die höchste Dichte an Molekülen vorliegt – und das ist nun einmal die Zellmembran.

Jeder kennt die kleinen braunen Flecken auf der Haut, die wir als Altersflecken bezeichnen. Sie enthalten das Alterspigment Lipofuszin, das vor allem im Gehirn und im Herzen vorkommt. Banal ausgedrückt handelt es sich dabei um ranziges Fett, das das Resultat der Oxidation von Fetten (und Eiweißen) durch freie Radikale ist (Packer und Colman 2000). Diese Rückstände stören die Zellfunktionen. Mit Vitamin E lässt sich dieser Prozess verlangsamen.

Auch bei der Hautalterung – und dem Altern generell – treffen wir wieder auf den Transkriptionsfaktor NF-κB, dessen Bindungsaktivität an die DNA (nicht seine Konzentration!) im Alter stark zunimmt. Dadurch werden vermehrt die durch ihn regulierten Gene aktiviert und entsprechende – entzündungsfördernde – Proteine gebildet (Helenuis et al 2003). Durch Alpha-Liponsäure lässt sich die altersbedingt gesteigerte Aktivität von NF-κB dosisabhängig verringern (Lee und Hughes 2002), während die Vitamine E und C dazu nicht in der Lage sind.

> Auch bei Aknenarben oder Rosazea kann die Anwendung von Cremes mit Alpha-Liponsäure helfen.

Mit Hilfe der Alpha-Liponsäure lässt sich der Alterungsprozess also offenbar in vielen Bereichen verlangsamen, was Perricone (2001) in Studien praktisch nachwies. Er ließ 15 Patienten zwischen 35 und 55 Jahren eine Anti-Aging-Lösung testen, die ein Prozent Alpha-Liponsäure enthielt. Einige Teilnehmer beobachteten schon nach ein bis zwei Tagen eine Straffung der Tränensäcke. Nach fünf Tagen berichteten die Testpersonen von einer gesunden Hautröte. Nach zwei Wochen stellte der Arzt sogar einen Rückgang vergrößerter Poren fest, was er bislang noch mit keiner Substanz erreicht hatte. Zwischen der vierten und achten Woche kam es zu einem signifikanten Rückgang der feinen Linien um die Augen und bis zur zwölften Woche gingen auch Fältchen im Gesicht zurück. Es wurden sogar Narben geglättet.

In einer Folgestudie stellte Perricone nach sechsmonatiger Anwendung von Alpha-Liponsäure den Rückgang von Aknenarben um 70 bis 80 Prozent fest. Auch bei Menschen mit Rosazea – einer unnatürlichen Rötung der Wangen und der Nase – hatte der Arzt großen Erfolg.

Aber wie schon für Packer (Packer 2000) im antioxidativen Netzwerk, so stellt die Alpha-Liponsäure auch für Perricone

(Perricone 2001) nur einen Baustein der therapeutischen Möglichkeiten zur Behandlung frühzeitiger Hautalterung dar. Er fasst zusammen: „Sie ist perfekt für Menschen, die anfällig für allergische Reaktionen sind, die durch andere Hautpflegeprodukte ausgelöst werden. Sie verbessert das allgemeine Erscheinungsbild der Haut, aber am besten kann man damit folgende Probleme behandeln:

- Linien und Falten,
- Tränensäcke und aufgedunsene Haut,
- vergrößerte Hautporen und
- fahle und fade Haut."

Erste Erkenntnisse zum Einsatz von Alpha-Liponsäure bei Alzheimer-Demenz

Manchmal werden bei breiter Anwendung eines Arzneimittels ganz überraschend völlig neue Wirkungen entdeckt. Solche „erwünschten Nebenwirkungen" bedürfen dann der weiteren wissenschaftlichen Erforschung. Genau diese Situation liegt bezüglich der Wirkung von Alpha-Liponsäure bei Morbus Alzheimer vor: 1997 machten Ärzte in Hannover eine interessante Beobachtung bei einer Patientin, die seit Jahren an einer diabetischen Polyneuropathie litt. Sie stellten zusätzlich eine Alzheimer-Demenz fest, die sich entgegen jeglicher Erfahrung mehrere Jahre nicht verschlechterte (Münch et al. 2000, Hager et al. 2001). Während die Ärzte zunächst ihre eigene Diagnose anzweifelten, fanden sie bald eine einleuchtende Erklärung dafür: Wegen der Polyneuro-

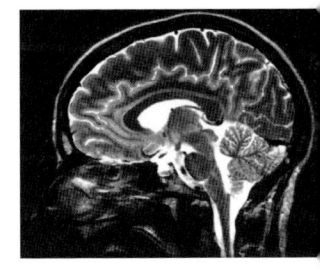

pathie war die Patientin mit Alpha-Liponsäure behandelt worden, die vermutlich durch ihre antioxidative Wirkung die Schädigung von Gehirnzellen durch freie Radikale verhinderte. Diese Einzelfallbeobachtung wird durch eine kleine Studie an zehn anderen Patienten gestützt, bedarf aber noch der wissenschaftlichen Bestätigung.

Im Gehirn der Betroffenen bilden sich Eiweißverklumpungen, die sogenannten „amyloiden Plaques", und das glykierte

Amyloid-Beta-Protein, das Eiweiß in den Plaques, löst in bestimmten Gehirnzellen (Mikroglia und Astroglia) Abwehrreaktionen durch die Bildung freier Radikale aus (siehe Kapitel „Genschutz durch Alpha-Liponsäure – Steuerung des Transkriptionsfaktors NF-κB"). Diese überschießenden Reaktionen führen schließlich zu einer Zerstörung der Nervenzellen. Hinzu kommt noch ein alters- und stressbedingter Energiemangel, der sich hemmend auf die natürliche Fähigkeit der Nervenzellen zum Abfangen freier Radikale auswirkt.

Einen Hinweis darauf, dass freie Radikale eine wesentliche Rolle bei der Entwicklung der Alzheimer-Krankheit spielen, gibt die Tatsache, dass man bei betroffenen Patienten einen höheren Anteil oxidierter Lipide (Fette) im Gehirngewebe findet (Packer und Colman 2000). Da Alpha-Liponsäure die Blut-Hirn-Schranke überwinden kann, kann sie auch im Gehirn freie Radikale abfangen und direkt die Aktivität von NF-κB hemmen. Außerdem regeneriert sie Vitamin E und Koenzym Q10, die beide der Fettperoxidation im Gehirn entgegenwirken. Zusätzlich ist Alpha-Liponsäure in der Lage, die Energieversorgung der Gehirnzellen (verbesserte Glukoseaufnahme und -verwertung) und die Produktion von Botenstoffen (Neurotransmittersynthese) zu verbessern (nach Münch et al. 2000). Sie kann also über mehrere Mechanismen das Fortschreiten einer Alzheimer Demenz beeinflussen und bremsen.

Darüber hinaus gelang einer Mannheimer Forschergruppe (nach Packer und Colman 2000) der Nachweis, dass das Gedächtnis beziehungsweise Lernvermögen von Mäusen durch die Zufuhr von Alpha-Liponsäure enorm gesteigert werden kann.

Gefäß-, Herz- und Hirnschutz durch Alpha-Liponsäure

Herz-Kreislauf-Erkrankungen stehen ganz oben auf der Skala der Todesursachen. Herzinfarkt und Schlaganfall haben ein gemeinsames Grundübel, den Verschluss von Blutgefäßen. Daher wollen wir uns zunächst die Entstehung einer solchen Atherosklerose (Arteriosklerose, „Arterienverkalkung") anschauen.

Arterien versorgen jeden Winkel unseres Organismus mit Blut, das heißt mit Sauerstoff und Nährstoffen. Verstopft ein solches Blutgefäß, kommt es zu einem Infarkt des unterversorgten Gewebes und die betroffenen Zellen sterben ab. Bis dahin ist es aber ein jahrelanger Weg, an dem viele Mechanismen beteiligt sind.

Nach heute allgemein gültiger Auffassung stehen am Anfang des Geschehens winzige Verletzungen des Gefäßendothels (Innenauskleidung der Arterien). Einen weiteren wichtigen Schritt beim folgenden Krankheitsprozess spielen oxidierte LDL, die auch gerne als „böses" Cholesterin bezeichnet werden. Diese Transportvehikel für Fettsäuren enthalten zwar Vitamin E als Oxidationsschutz, der aber nicht immer ausreicht. Wird LDL durch freie Radikale oxidiert, wird es nicht mehr von den LDL-Rezeptoren (Andockstellen auf den Zellen) erkannt. Das hat zur Folge, dass dieses Fett als Eindringling eingestuft und von den Phagozyten (Fresszellen) „aufgefressen" wird. Es bilden sich erste Ablagerungen an der Gefäßinnenwand, in die sogar glatte

Muskelzellen einwandern. Die atherosklerotischen Plaques werden immer größer, und irgendwann kann es zu einem völligen Verschluss eines Blutgefäßes kommen. Die Folge des jahrelang schmerzlos verlaufenden Prozesses ist dann ein plötzlicher Herzinfarkt oder ein Schlaganfall.

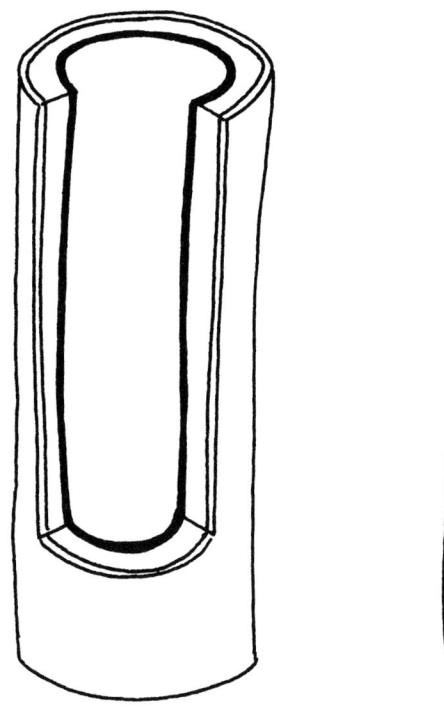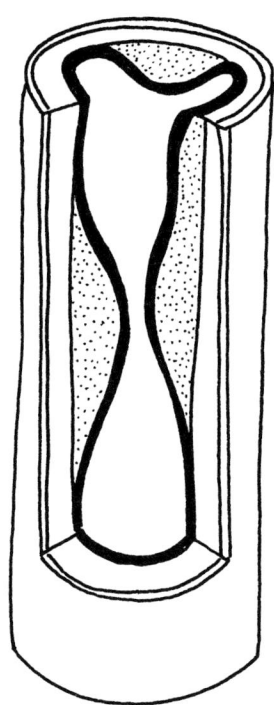

Links: intaktes Blutgefäß, rechts: Blutgefäß mit atherosklerotischen Plaques

Zhang und Frei (Zhang und Frei 2001) fanden heraus, dass Alpha-Liponsäure die Produktion vieler Signalstoffe hemmen kann, die die Bildung einer Atherosklerose unterstützen. Diese schützenden Effekte werden nur durch Alpha-Liponsäure, nicht aber durch Vitamin C und Glutathion erzielt.

1996 stellte man einen direkten Zusammenhang zwischen der Konzentration von Vitamin E in den LDL und der Schwere der Verschlüsse von Herzkranzgefäßen fest (Packer und Colman 2000). Selbst nach einem Herzinfarkt kann Vitamin E einem neuen Infarkt vorbeugen oder das Ausmaß eines solchen Ereignisses zumindest reduzieren.

Wird das vorübergehend unterversorgte Herzgewebe bei Rettungsmaßnahmen plötzlich wieder durchblutet, kommt es zusätzlich zu sogenannten Reperfusionsschäden (englisch reperfusion = Wiederdurchblutung). Sie sind auf die zerstörerische Wirkung der freien Radikale zurückzuführen, die das Gewebe zusammen mit dem zurückkehrenden Blut überschwemmen. In einem Experiment ließen sich solche Schäden durch die Gabe von Alpha-Liponsäure immerhin von fast 80 auf 40 Prozent reduzieren (Packer und Colman 2000). Es konnte belegt werden, dass die zusätzliche Aufnahme von Alpha-Liponsäure als Nahrungsergänzung das Herz vor den Folgen eines Infarktes schützen kann.

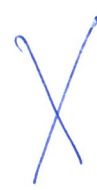

Passwater (Passwater 1995) berichtet, dass russische Wissenschaftler schon in den 1970er-Jahren herausfanden, dass Alpha-Liponsäure den Cholesteringehalt im Blut und Aortengewebe um 40 beziehungsweise 45 Prozent reduzieren kann. Außerdem erhöhte sich die Sauerstoffaufnahme in das Herz um 72 %, in die Aorta um 148 % und in die Leber um 128 Prozent.

Auch beim Schlaganfall spielt die Reperfusion eine große Rolle. Dadurch kommt es zu massiven Schäden bis hin zum Tod. In dem Labor von Dr. Packer konnte die Sterberate von Ratten nach einem experimentell erzeugten Schlaganfall durch eine Vorbehandlung mit Alpha-Liponsäure von 80 auf 25 Prozent verringert werden (Packer und Colman 2000). Außerdem wiesen die überlebenden Tiere keinerlei Folgeschäden auf.

Die einzigartige Fähigkeit der Alpha-Liponsäure, die Blut-Hirn-Schranke zu überwinden, ermöglicht den direkten und indirekten Schutz vor einem Schlaganfall: Nach einem Hirninfarkt wird nämlich das aufgebrauchte Glutathion mit Hilfe von Alpha-Liponsäure recycelt.

Letztendlich darf man aber nicht vergessen, dass in erster Linie die Risikofaktoren (Rauchen, Bewegungsmangel, Bluthochdruck, Zuckerkrankheit, Übergewicht, Alkohol etc.) vermieden werden müssen, um einem Herzinfarkt und einem Schlaganfall vorzubeugen.

Raucherschutz durch Alpha-Liponsäure

Auch wenn das Aufhören die einzig wirklich sinnvolle Lösung ist, sei den unverbesserlichen Rauchern mit der Alpha-Liponsäure wenigstens eine kleine Hilfe an die Hand gegeben; denn Rauchen gehört zu den führenden Todesursachen und belastet das Gesundheitssystem mit Millionenkosten.

Ein wichtiger Faktor bei der Entstehung der durch Rauchen verursachten Krankheiten sind freie Radikale. Der ständige Kampf des Körpers gegen den oxidativen Stress führt zu einem Verlust wichtiger Antioxidanzien (Vitamin C, Vitamin E und Glutathion), was man oft an der frühzeitigen Hautalterung von Rauchern erkennen kann. Sie sollten auf jeden Fall reichlich Obst und Gemüse essen und den Mangel durch zusätzliche Antioxidanzien ausgleichen (siehe Kapitel „Alpha-Liponsäure als Nahrungsergänzung – Vorschläge für einen individuellen Antioxidanzien-Cocktail").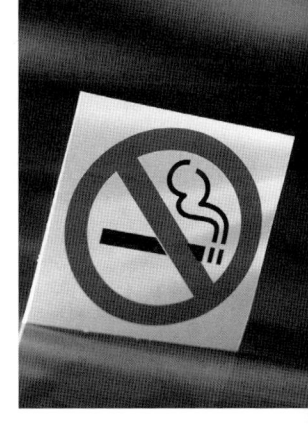

Zigarettenrauch erhöht aber auch den Kadmiumgehalt im Körper. Das kann wiederum die Entstehung von Grauem Star fördern. Da Alpha-Liponsäure auch Schwermetalle wie Kadmium abfängt, kann damit der Gefahr eines Katarakts bei Rauchern entgegengewirkt werden.

HIV und AIDS –
Antivirale Eigenschaften
der Alpha-Liponsäure

Während sich tierische und pflanzliche Zellen selbst vermehren können, sind Viren dazu nicht in der Lage. Sie veranlassen die Zellen des infizierten Organismus zur Virenvermehrung. Eine stimulierende Wirkung hat dabei auch wieder NF-κB, dessen Aktivität durch oxidativen Stress erhöht wird. Und bei einer HIV-Infektion liegt nachgewiesenermaßen erhöhter oxidativer Stress vor. Das durch NF-κB aktivierte DNA-Teilstück enthält unter anderem auch Gene des HI-Virus. Deshalb wird die Virenvermehrung durch oxidativen Stress angeregt (Barton 2002).

In einer kleinen Studie mit zehn HIV-positiven Menschen konnte gezeigt werden, dass Alpha-Liponsäure den Gehalt an Vitamin C und Glutathion im Blut erhöhte, die Anzahl der CD4-Zellen (T-Helferzellen mit dem immunologischen Marker CD4) anstieg und die Folgen des oxidativen Stresses abnahmen (nach Lands 2001). Besonders interessant für HIV-Patienten ist dabei die erhöhte Konzentration von Glutathion als wichtiges körpereigenes Antioxidans; denn sind die T-Zellen geschädigt, können sie kein Glutathion mehr produzieren und sind freien Radikalen schutzlos ausgeliefert. Bei Betroffenen ist der Gehalt an Antioxidanzien stark reduziert (Packer o. J., Packer und Colman 2000).

Außerdem soll Alpha-Liponsäure im Experiment (in vitro) die Vermehrung des HI-Virus hemmen können (Bauer et al 1991, Grieb 1992), und in einer anderen Studie wurde die Senkung der Virenlast bei Patienten (in vivo) nachgewiesen (nach Lands 2001). Diese Resultate könnten mit der dadurch hervorgerufenen Hemmung von NF-κB zusammenhängen.

Alpha-Liponsäure als Nahrungsergänzung – Vorschläge für einen individuellen Antioxidanzien-Cocktail

Neben der Verabreichung von Alpha-Liponsäure als Arzneimittel zur Behandlung von Polyneuropathien und anderen Erkrankungen, ist sie auch als Nahrungsergänzung sinnvoll, vor allem, wenn man gewöhnlich kein oder nur wenig Fleisch isst. Denn Alpha-Liponsäure ist zwar in den meisten Lebensmitteln enthalten, aber nur in geringen Mengen (Burgerstein 2000). Fleisch hingegen, besonders Herz, Leber und Nieren, enthält Konzentrationen von 5 bis 10 mg pro 100 g. Burgerstein empfiehlt die Zufuhr von 200 bis 1.000 mg Alpha-Liponsäure pro Tag. Dabei ist zu bedenken, dass nur ein Teil der oral eingenommenen Alpha-Liponsäure in der Zelle überhaupt ankommt. Ein Großteil wird schon vorher abgebaut.

Dr. Lester Packer, der sich seit Jahrzehnten intensiv mit der Erforschung verschiedener Antioxidanzien beschäftigt, ist unbestritten einer der führenden Wissenschaftler auf diesem Gebiet. Auf Basis seiner eigenen und den Erfahrungen anderer international renommierter Forscher, hat er Empfehlungen für die Nahrungsergänzung mit diesen lebenswichtigen Radikalfängern entwickelt (Packer und Colman 2000). Eine Schlüsselrolle spielt dabei die Alpha-Liponsäure. In der nachfolgenden Tabelle sind Packers Empfehlungen zusammengefasst. Es sei jedoch noch einmal betont, dass es bei ernsthaften Erkrankungen wie Diabetes mellitus, Herz-Kreislauf-Erkrankungen, Krebs und vielen anderen mehr, unverzichtbar ist, sich fachmännisch beraten und behandeln zu lassen. Die in der Tabelle aufgeführten Empfehlungen geben Packers Ansichten wieder und sind als Anregung für einen sinnvollen Gebrauch von Antioxidanzien gedacht.

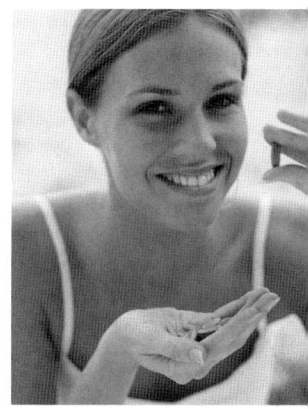

Dabei soll jedoch nicht vergessen werden, dass an erster Stelle selbstverständlich eine adäquate Lebensführung (gesunde Ernährung und Bewegung) sowie der Verzicht auf schädliche Einflüsse wie Rauchen, Alkohol etc. stehen müssen, bevor Nahrungsergänzungsmittel oder Medikamente eingenommen werden.

Basisempfehlung	morgens	abends
Vitamin E Tokotrienole	100 mg	–
Vitamin E Tokopherole	200 mg	200 mg Alpha-Tokopherol
Koenzym Q10	30 mg	–
Alpha-Liponsäure	50 mg	50 mg
Vitamin C	250 mg	250 mg
Folsäure	400 µg	–
Biotin	300 µg	–
Vitamin B6	2 mg	–
Ginkgo Biloba	–	30 mg
Selen	–	200 µg

Zusatz-empfehlung	Raucher-/ Passiv-raucher	Diabetiker	Sportler	Meno-pause	Hohes Krebs-risiko	Hohes kardiovas-kuläres Risiko
Vitamin E Tokotrienole	100 mg	–	–	100 mg	100 mg	100 mg abends
Koenzym Q10	50 mg	–	–	–	50 mg	50 mg
Alpha-Liponsäure	100 mg	100 mg	–	–	100 mg	100 mg
Pyknogenol	20 mg	–	–	–	20 mg	20 mg
Gamma-Linolensäure	–	1.000 mg	–	–	–	–
Chrom	–	200 µg	–	–	–	–
L-Karnitin	–	–	250 mg	–	–	–
Kalzium	–	–	–	1.200 mg	–	–

Da eine Chemo-therapie die Anti-oxidanzienkonzen-tration erhöhen kann, muss die zusätzliche Einnahme von Radikalenfängern mit einem Arzt abgestimmt werden.

Die zusätzlichen Empfehlungen gelten für morgens oder abends, es sei denn, eine bestimmte Tages-zeit ist ausdrücklich angegeben. Dabei sind einige Hinweise zu beachten:

In Deutschland ist Vitamin E fast nur als reines Alpha-Tokopherol erhältlich. Bezüglich dieser Emp-fehlung ist deshalb meist ein Kompromiss nötig, indem zum Beispiel die anderen Varianten wegge-lassen werden.

Raucher sollten kein Betakarotin oder einen Karo-tinoid-Komplex einnehmen, da es zu Wechselwirkungen mit dem Zigarettenrauch kommen kann.

So gesund Sport unbestritten ist, sportliche Betätigung führt auch automatisch zu einer Mehrproduktion freier Radikale, da mehr Energie hergestellt wird. Deshalb sollte nun keineswegs auf Sport verzichtet werden, aber es besteht ein zusätzlicher Bedarf an Antioxidanzien, vor allem an Vitamin E.

Ergänzend zu den in dem Kapitel „Die Mitspieler im antioxidativen Netzwerk" bereits ausführlich beschriebenen Antioxidanzien, seien hier diejenigen kurz erläutert, die Packer zusätzlich empfiehlt.

Das Vitamin *Folsäure* fungiert bei mehreren Reaktionen als Koenzym. Es ist in der Embryonalentwicklung für die Bildung der Nerven und der roten Blutkörperchen wichtig. Folsäuremangel kann vor allem bei Alkoholikern auftreten und verursacht unter anderem Wundstellen im Mund.

Biotin (Vitamin H) ist wichtig für eine gesunde Haut und gesunde Haare. Ein Mangel kann durch Antibiotika oder Sulfonamid ausgelöst werden, aber auch durch extremen Verzehr von rohem Eiweiß. Symptome sind unter anderem Schwäche, Müdigkeit, Appetitlosigkeit, Haarausfall und Entzündungen der Zunge.

Vitamin B6 (Pyridoxin) fungiert bei etlichen Reaktionen als Koenzym des Aminosäurenstoffwechsels (Eiweiße werden aus Aminosäuren gebildet). Ein Mangel kann zu Hauterkrankungen im Gesicht, Nervosität und Schlaflosigkeit führen.

Der Extrakt aus dem Fächerblattbaum *Ginkgo Biloba* fördert die Durchblutung.

Selen ist ein wichtiges Spurenelement, das in Knochen und Zähnen vorkommt. Es wird teilweise in der Krebstherapie eingesetzt, um die Nebenwirkungen der Strahlen- und Chemotherapie zu mildern.

Auch *Chrom* ist ein Spurenelement, das als Kofaktor verschiedener Enzyme wirkt.

Das Metall *Kalzium* ist unter anderem für die Nervenerregung (Signalübertragung), die Muskelbewegung und die Blutgerinnung unentbehrlich.

L-Karnitin hat eine wichtige Funktion beim Abbau von Fettsäuren.

Bei *Pyknogenol* handelt es sich um einen Pflanzenextrakt aus der Rinde der europäischen Küstenpinie. Dieser Extrakt enthält zahlreiche hochaktive Bioflavonoide, deren antioxidative Wirkung die von Vitamin E und Vitamin C weit übertrifft.

Die *Gamma-Linolensäure* (= Omega-6-Fettsäure) ist eine dreifach ungesättigte Fettsäure. Sie ist wichtig für die Immunabwehr und wird vor allem bei Neurodermitis eingesetzt.

Wie steht's eigentlich um Ihr antioxidatives Profil?

Haben Sie schon einmal darüber nachgedacht, ob Sie selbst ausreichend gegen die ständige Bedrohung durch freie Radikale geschützt sind und was Sie eventuell verbessern könnten? Der nachfolgende Test soll eine Anregung sein, sich ein wenig näher mit der eigenen Situation zu beschäftigen und mögliche Versorgungslücken und Verbesserungsmöglichkeiten zu entdecken.

Der Fragenkatalog und die Auswertung orientieren sich an Sosin und Jacobs (Sosin und Jacobs 1998) und sollen nur als Anregung verstanden werden. Deshalb bitte nicht schummeln – es ist schließlich ein Selbsttest, der Ihnen helfen soll.

1. Wie viel frisches Obst und Gemüse nehmen Sie täglich zu sich?
   - ☐ a) 1-2 Portionen
   - ☐ b) 3-5 Portionen
   - ☐ c) weniger als eine Portion

2. Essen Sie Gemüse vorwiegend
   - ☐ a) frittiert?
   - ☐ b) gebacken?
   - ☐ c) gekocht?
   - ☐ d) gedünstet?
   - ☐ e) roh?

3. Verwenden Sie kalt gepresstes Öl?
- ❑ a) ja
- ❑ b) nein

4. Wie oft fliegen Sie mit dem Flugzeug?
- ❑ a) mehr als 6-mal im Monat
- ❑ b) 2- bis 4-mal im Monat
- ❑ c) weniger als einmal im Monat

5. Wie viel Zeit verbringen Sie pro Woche an der frischen Luft?
- ❑ a) mehr als 20 Stunden
- ❑ b) 5-20 Stunden
- ❑ c) weniger als 5 Stunden

6. Rauchen Sie?
- ❑ a) ja
- ❑ b) nein

7. Trinken Sie pro Tag mehr als zwei Gläser Alkohol?
- ❑ a) ja
- ❑ b) nein

8. Wohnen Sie in oder nahe bei einer Industrieansiedlung?
- ❑ a) in oder in unmittelbarer Nähe
- ❑ b) mehrere Kilometer entfernt
- ❑ c) auf dem Land ohne Industrie

9. Wie oft betreiben Sie pro Woche Sport oder Gymnastik?
- ❑ a) häufiger als 5-mal jeweils länger als 30 Minuten
- ❑ b) 3- bis 4-mal ca. 30 Minuten
- ❑ c) weniger als 2-mal

10. Nehmen Sie Antioxidanzien ein?
- ❑ a) ja
- ❑ b) nein

In der folgenden Tabelle finden Sie alle Antwortmöglichkeiten. Bitte addieren Sie die jeweilige Punktzahl Ihrer Antworten und prüfen Sie Ihr antioxidatives Profil.

Frage	1	2	3	4	5	6	7	8	9	10
Antwort										
a	2	1	5	–	5	–	–	2	5	5
b	5	3	–	3	2	5	5	3	4	–
c	–	2	–	5	1	–	–	5	3	–
d	–	4	–	–	–	–	–	–	–	–
e	–	5	–	–	–	–	–	–	–	–

Ihr antioxidatives Profil:
45-50 Punkte?
Hervorragend! Sie sind offensichtlich gut gegen freie Radikale gewappnet.

35-45 Punkte?
Ganz ordentlich! Sie sind auf dem richtigen Weg, könnten aber noch mehr zum Schutz vor freien Radikalen tun. Gehen Sie noch einmal die Fragen durch und überprüfen Sie, ob Sie Ihr Verhalten in dem ein oder anderen Punkt verbessern könnten.

Weniger als 35 Punkte?
Na ja! Ihr antioxidativer Schutz lässt zu wünschen übrig. Sie sollten ihn unbedingt verbessern. Überlegen Sie, was am ehesten für Sie in Frage kommt (mehr Bewegung, mehr frisches Obst und Gemüse, Antioxidanzien etc.).

Mögliche Nebenwirkungen der Alpha-Liponsäure

Ein großer Vorteil bei der Einnahme von Alpha-Liponsäure besteht darin, dass selbst hohe Dosierungen keine oder nur geringfügige Nebenwirkungen hervorrufen. Trotzdem sind einige Aspekte zu beachten. Maßgeblich für ein bestimmtes Produkt sind natürlich die Angaben des jeweiligen Herstellers.

- Bei zu schneller Infusion (mehr als 50 mg/min) können Beschwerden wie Kopfschmerzen oder Kurzatmigkeit auftreten, die aber spontan wieder abklingen.
- Ebenfalls kann eine Infusion je nach verwendetem Lösungsmittel zu lokalen Hautreizungen führen.
- Alpha-Liponsäure kann (selten) zu allergischen Reaktionen führen.
- Alkohol kann die Wirkung von Alpha-Liponsäure abschwächen.
- Wegen der besseren Glukoseverwertung durch Alpha-Liponsäure wird der Blutzuckerspiegel möglicherweise gesenkt. Deshalb müssen besonders Diabetiker auf eine genaue Wechselwirkung mit zuckersenkenden Mitteln achten.
- Bei der Behandlung von Polyneuropathien kann es zu einer vermeintlichen Verschlimmerung kommen, wenn sich die Nerven mit Hilfe der Alpha-Liponsäure wieder regenerieren und dadurch das Schmerzempfinden wieder eintritt. Was von dem Patienten in solchen Fällen paradoxerweise als

Verschlechterung des Zustandes empfunden werden mag, ist tatsächlich ein erstes Zeichen für den Therapieerfolg. In einer solchen Situation ist es besonders wichtig, die Therapie fortzuführen und nicht abzubrechen. Nötigenfalls können vorübergehend Schmerzmittel begleitend eingenommen werden.

- Es sind zwar keine teratogenen Effekte (Missbildungen am Fötus) bekannt, aber selbstverständlich sollte man während einer Schwangerschaft besonders sorgsam bei der Einnahme eines Arzneimittels oder eines Nahrungsergänzungsmittels sein. Es ist auf jeden Fall ratsam, vorher einen Arzt zu fragen.

- Packer (Packer und Colman 2000) empfiehlt die zusätzliche Einnahme von Biotin, da beide Stoffe miteinander konkurrieren.

- Falls Alpha-Liponsäure zusammen mit Cisplatin (Cisplatin wird in der Krebsbehandlung verwendet) eingenommen wird, kann sie die Wirkung dieses Mittels abschwächen.

Bezugsquellen – Danksagung

Alpha-Liponsäure ist in Deutschland derzeit als rezeptfreies Arzneimittel in Apotheken erhältlich. Wer sie also zur oralen Einnahme in sein persönliches antioxidatives Programm einbauen möchte, kann das problemlos tun.

Wer Alpha-Liponsäure als Hautcreme wegen ihrer antioxidativen Eigenschaften verwenden möchte, hat es nicht ganz so leicht. Solche Cremes sind in Deutschland – anders als in den USA – noch nicht verbreitet. Uns sind bisher nur drei Cremes amerikanischer Hersteller bekannt, die Sie über das Internet bestellen können: *Skin Eternal Cream Sensitive* von Dr. Perricone, *Rosa Mosqueta* von Aubrey und *Ultra Rejuvenex* von Mondo-Mer. Sollten Sie weitere Anbieter finden, ist der Verlag für einen Hinweis dankbar, damit die Information allen Interessenten zugänglich gemacht werden kann. Vielen Dank.

VAK Verlags GmbH
Stichwort „Alpha-Liponsäure"
Eschbachstraße 5
79199 Kirchzarten, Deutschland
Tel.: 0 76 61 / 98 71 50
Fax: 0 76 61 / 98 71 99
E-Mail: info@vakverlag.de

Kleines Glossar

AGE ist die Abkürzung für *Advanced Glycation Endproducts*. Das sind Eiweiße (oder Fette oder Nukleinsäuren), an die sich Zucker geheftet haben. Dadurch verlieren diese Moleküle ihre natürliche Funktion und werden unbrauchbar.

Antioxidanzien sind Stoffe, die freie Radikale unschädlich machen, indem sie ihnen „freiwillig" ein Elektron abgeben, ohne selbst zu einem gefährlichen freien Radikal zu werden. Wichtige Antioxidanzien sind zum Beispiel Vitamin C und E, Glutathion, Flavonoide und Alpha-Liponsäure.

Die **Blut-Hirn-Schranke** wird aus einer speziellen Zellschicht gebildet, die den Stoffaustausch zwischen dem Blut und den Gehirnzellen kontrolliert und reguliert.

Dihydroliponsäure ist die reduzierte Form der Alpha-Liponsäure. Sie enthält zwei Elektronen mehr als diese.

Enzyme sind spezielle Eiweiße, die als natürliche Katalysatoren chemische Reaktionen im Organismus anstoßen und kontrollieren. Ohne eine enzymatische Steuerung würden manche Reaktionen gar nicht oder nur unkontrolliert ablaufen.

Freie Radikale nennt man Atome oder Moleküle, denen ein Elektron fehlt. Da ein freies Radikal normalerweise bestrebt ist, sich dieses fehlende Elektron „gewaltsam" von einem anderen Atom oder Molekül zu holen, kann großer Schaden entstehen. Das zu dieser Elektronenabgabe genötigte Molekül (zum Beispiel ein Enzym oder ein Membranbestandteil) wird dadurch funktionsuntüchtig und selbst zum freien Radikal.

Glykosilierung/Glykierung bezeichnet den Vorgang des Verzuckerns (Anheften eines Zuckers) von Proteinen, Fetten oder Nukleinsäuren. Dieser Vorgang läuft natürlicherweise enzymkontrolliert in der Zelle ab und ist wichtig für bestimmte Funktionen der verzuckerten Produkte. Werden Moleküle unkontrolliert verzuckert (vor allem bei zu hohem Zuckerspiegel), werden sie funktionsuntüchtig.

HDL ist die Abkürzung für High Density Lipoproteins (Lipoproteine hoher Dichte). Sie transportieren überschüssiges Cholesterin zurück zur Leber, weshalb man auch von „gutem Cholesterin" spricht.

Koenzyme unterstützen die Funktion eines Enzyms. Sie können selbst ebenfalls organische Moleküle (zum Beispiel Alpha-Liponsäure) sein, aber auch Metalle (zum Beispiel Selen).

LDL sind Lipoproteine niedriger Dichte (Low Density Lipoproteins), in denen Cholesterin durch das Blut transportiert wird. Sie entstehen aus den VLDL. Werden LDL oxidiert, werden sie von den Zellen als fremd eingestuft und können den Prozess der Atherosklerose fördern.

Lipid ist der wissenschaftliche Ausdruck für Fett.

Ein **Oxidans** ist ein Stoff, der einem anderen Stoff ein Elektron raubt und ihn dadurch oxidiert. Freie Radikale sind Oxidantien.

Protein ist der wissenschaftliche Begriff für Eiweiß.

Thioctsäure ist ein anderer Name für Alpha-Liponsäure.

Transkriptionsfaktoren sind Proteine, die das Abschreiben (= Transkription) der genetischen Information regulieren. Sie stehen am Ende eines Regelmechanismus, der kontrolliert, wann welche genetische Information der DNA in die Bildung von Proteinen übertragen wird.

Eine **Redoxreaktion** liegt vor, wenn eine Substanz ein Elektron an eine andere Substanz abgibt. Das Abgeben des Elektrons nennt man Oxidation, das Aufnehmen des Elektrons ist eine Reduktion. Bei einer Redoxreaktion wird der gebende Partner (Donator) oxidiert und der nehmende Partner (Akzeptor) wird reduziert.

VLDL, die Lipoproteine sehr niedriger Dichte (Very Low Density Lipoproteins), dienen in erster Linie dazu, bestimmte in der Leber hergestellte Fettmoleküle (Triglyzeride) in das Fettgewebe zu transportieren. Um die wasserunlöslichen Lipide im Blut transportieren zu können, werden sie in den VLDL unter anderem mit Proteinen (Apoproteine) kombiniert. Die VLDL enthalten aber auch Cholesterin. Auf ihrem Weg durch den Organismus verlieren sie immer mehr Triglyzeride. Dadurch erhöht sich die Dichte der Transportvehikel und es entstehen die LDL mit einem höheren Cholesterinanteil.

Literatur

Bauer, A., Harrer, T., Peukert, M. et al.: "Alpha-lipoic acid is an effective inhibitor of Human Immuno-deficiency Virus (HIV-1) replication", in: *Klinische Wochenschrift* 69, 1991, S. 722-724. (Nach Lands 2001).

Barton, S.-J.: *Oxidativer Streß und HIV-Erkrankung*. (Dissertation). Bonn: 2002.

Bierhaus, A., Chevion, S., Chevion, M. et al.: "Advanced glycation end product-induced activation of NF-ÎB is suppressed by alpha-lipoic acid in cultured endothelial cells", in: *Diabetes* 46, 1997, S. 1481-1490.

Biewenga, G. Ph., Haenen, G. R. M. M., Bast, A.: "The role of lipoic acid in the treatment of diabetic polyneuropathy", in: Drug *Metabolism Reviews* 29 (4), 1997, S. 1025-1054.

Blum, M., Dawczynski, J., Franke, S. et al.: „Advanced glycation endproducts (AGEs) in humanen Kataraktlinsen", online unter: *www.dgii.org/2001/14.html.*

Bock, E., Schneeweiss, J.: „Ein Beitrag zur Therapie der Neuropathia diabetica", in: *Münchner Medizinische Wochenschrift* 43, 1959, S. 1911-1912.

Burgerstein, L.: *Burgersteins Handbuch Nährstoffe*, Heidelberg: Haug-Verlag, 2000.

Grieb, G.: „Alpha-Liponsäure hemmt die HIV Vermehrung", in: *Med. Monatsschrift Pharm.* 15 (8), 1992, S. 243-244.

Hager, K., Mahrens, A., Kenklies, M. et al.: „Alpha-lipoic acid as a new treatment option for Alzheimer type dementia", in: *Arch. Gerontol. Geriatr.* 32 (3), 2001, S. 275-282.

Harman, D.: „Free Radical Theory of Aging: Current Status", in: *Lipofuscin – State of the Art* 1, 1987, ohne Seitenangaben (nach Perricone 2001).

Hofmann, M. A., Schiekofer, S., Isermann, B. et al.: "Peripheral blood mononuclear cells, isolated from patients with diabetic nephropathy, show increased activation of the oxidative stress sensitive transcription factor NF-ÎB", in: *Diabetologia* 42, 1999, S. 222-232.

Huttunen, H.: *Receptor for Advanced Glycation End Products* (RAGE), Helsinki: University of Helsinki (Department of Biosciences/Division of Biochemistry), November 1996.

Kleemann, A., Borbe, H. O., Ulrich, H.: „Thioctsäure – Alpha-Liponsäure", Artikel aus einem Review, ohne Quellenangabe.

Korkina, L. G., Afanasef I. B. et al.: "Antioxidant therapy in children affected by irradiation from the Chernobyl nuclear accident", in: *Biochemical Society Trans.* 21, 1993, S. 314 (nach Sosin und Jacobs).

Lee, H. A., Hughes, D. A.: "Alpha-lipoic acid modulates NF-kappaB activity in human monocytic cells by direct interaction with DNA", in: *Exp. Gerontol.* 37 (2-3), 2000, S. 401-410.

Ley, B. M.: *The Potato Antioxidant: Alpha Lipoic Acid!*, Detroit Lakes: BL Publications, 1996.

Low, P. A., Nickander, K. K., Tritschler, H.-J.: "The roles of oxidative stress and oxidant treatment in experimental diabetic neuropathy", in: *Diabetes* Nr. 46., Suppl. 2, 1991, S. 38-42.

Münch, G., Riederer, P., Marahrens, A. et al.: „Demenz-Therapie – erste Erfolge mit Alpha-Liponsäure", in: *Geriatrie Journal* 10, 2000, S. 21-23.

Nagamatsu, M., Nickander, K. K., Schmelzer, J. D. et al.: "Lipoic acid improves nerve blood flow, reduces oxidative stress and improves distal nerve conduction in experimental diabetic neuropathy", in: *Diabetes Care* 18, 1995, S. 1160-1167.

Nagay, I.: *The Membrane Hypothesis of Aging*, Boca Raton: CRC Press, 1994 (nach Perricone 2001).

Packer, L., Witt, E. H., Tritschler, H. J.: „Alpha-Lipoic Acid As A Biological Antioxidant", in: *Free Radicals in Biology and Medicine* 19, 1994, S. 227-250.

Packer, L., Witt, E. H., Tritschler, H. J.: „Alpha-lipoic acid: The metabolic antioxidant", in: *Free Radicals in Biology and Medicine* 20, 1996, S. 625-626.

Packer, L., Colman, C.: *The Antioxidant Miracle*, Indianapolis: Wiley Publishing Inc., 2000.

Packer, L.: „Lipoic Acid Against AIDS: Newly Discovered Mechanisms Of Antioxidant Protection" (Interview mit L. Packer durch Richard A. Passwater), online unter: *http://www.healthy.net/asp/templates/interview.asp?PageType=Interview&ID=192*, Stand 25.04.2002.

Passwater, R. A.: *Lipoic Acid: The Metabolic Antioxidant*, New Canaan: Conn. Keats Publishing Inc., 1995.

Perricone, N.: *The Wrinkle Cure*, New York: Warner Books, 2001.

Pies, J.: *Heilende Zucker. Gesund durch Glykonährstoffe*, Kirchzarten: VAK, 2004

Podda, M., Koh, B., Descans, B. et al.: Penetration, reduction, and protective effects of alpha lipoic acid in UV-exposed skin. Oxidants and Antioxidants in Biology. Oxygen Club of California, Publikation des Jahrestreffens, März 1995.

Praffly, J. R.: „Lipoic Acid: The Antioxidant Chameleon", University of Iowa: 22.02.2001, Artikel aus einem Review, ohne Quellenangabe.

Reljanovic, M., Reichel, G., Rett, K. et al.: „Treatment of Diabetic Polyneuropathy with the Antioxidant Thioctic Acid (Alpha-Lipoic Acid): A Two Year Multicenter Randomized Double-blind Placebo-controlled Trial (ALADIN II)", in: *Free Rad. Res.* 31, 1999, S. 171-179.

Sosin, A., Jacobs, B. L.: *Alpha Lipoic Acid: Nature's Ultimate Antioxidant*, New York: Kensington Pub. Corp., 1998.

Zhang, W. J., Frei, B.: „Alpha-lipoic acid inhibits TNF-alpha-induced NF-kappaB activation and adhesion molecule expression in human endothelial cells", in: *FASEB Journal* Nov. 15 (13), 2001 S. 2423-32.

Ziegler, D., Hanefeld, M., Ruhnau, K. J. et al.: „Treatment of symptomatic diabetic peripheral neuropathy with the anti-oxidant alpha-lipoic acid. A 3-week multicentre randomized controlled trial (ALADIN Study)", in: Diabetologia 38, 1995, S. 1425-1433.

Ziegler, D., Schatz, H., Conrad, F. et al.: „Effects of Treatment With the Antioxidant Alpha-Lipoic Acid on Cardiac Autonomic Neuropathy in NIDDM Patients", in: *Diabetes Care* 20 (3), 1997, S. 369-373.

Ziegler, D., Hanefeld, M., Ruhnau, K.-J. et al.: „Treatment of Symptomatic Diabetic Polyneuropathy With the Antioxidant Alpha-Lipoic Acid. A 7-month multicenter randomized controlled trial (ALADIN III Study)", in: *Diabetes Care* 22 (8), 1999, S. 1296-1301.

Ziegler, D., Reljanovic, M., Mehnert, H. et al.: „Alpha-Lipoic acid in the treatment of diabetic polyneuropathy in Germany: Current evidence from clinical trials", in: *Exp. Clin. Endocrinol. Diabetes* 107, 1999, S. 421-430.

Über den Autor

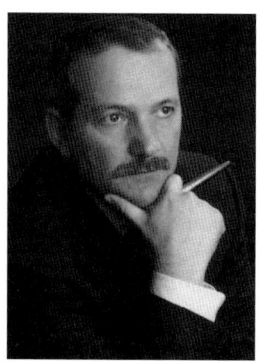

Der Naturwissenschaftler Dr. Josef Pies studierte Biologie und promovierte in dem Fach Zytologie (Zellbiologie). Er beschäftigte sich also besonders mit den Strukturen, die für das Verständnis der mit freien Radikalen assoziierten Abläufe und dem Einsatzgebiet der Alpha-Liponsäure bedeutsam sind.

Seit Abschluss seines Studiums arbeitet er in der pharmazeutischen Industrie und hat sich ein umfassendes medizinisches Wissen angeeignet. Insbesondere befasste er sich mit Herz-Kreislauf-Erkrankungen, Hauterkrankungen, Erkrankungen des zentralen und des peripheren Nervensystems und der Atemwege sowie mit Stoffwechselstörungen. Dabei interessieren ihn neben der klassischen Schulmedizin immer auch physiologische Methoden, das heißt Behandlungsansätze, die auf reine Chemie verzichten.

Der Autor hat als Medizinschriftsteller bereits mehrere Bücher und zahlreiche Einzelbeiträge zu speziellen medizinischen und medizinhistorischen Aspekten veröffentlicht. Darüber hinaus schrieb er Drehbücher zu Informationsfilmen über Morbus Parkinson, Fettstoffwechselstörungen und das Hirnorganische Psychosyndrom. Auch zahlreiche Patientenratgeber zu unterschiedlichen neurologischen Themen, über Fettstoffwechselstörungen, Herz-Kreislauf-Erkrankungen, Raucherentwöhnung und Krebs stammen aus seiner Feder.

Bei VAK sind bisher elf Titel von Josef Pies erschienen, die dem Gesamtkatalog entnommen werden können. Das Verzeichnis kann kostenlos beim Verlag angefordert werden.